脳梗塞・心筋梗塞・高血圧は油が原因

動脈硬化は自分で治せる

真島康雄

GENTOSHA

突然死を招く心筋梗塞《しんきんこうそく》や脳梗塞《のうこうそく》は、血管が詰まることで起こります。元凶は「動脈硬化」。定説では、「血管壁《けっかんへき》に、コレステロールが粥状《じゅくじょう》の塊(プラーク)となってへばりついている」と考えられてきました。

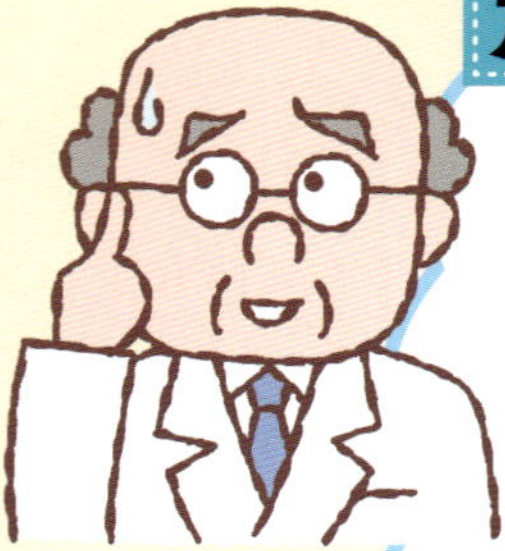

定説

動脈硬化は悪玉と呼ばれるLDLコレステロールや高血圧、加齢などが原因で起こると考えられています。血液検査などでこれらの数値が悪い人には、動脈硬化を予防するための治療を始めます。

違います!

動脈硬化はLDLコレステロールとは無関係です。高血圧も加齢も動脈硬化の直接的な原因ではありません。血管内にプラークが増える原因は、食事からとる超微粒子の脂肪の粒(脂肪滴《しぼうてき》)なのです。

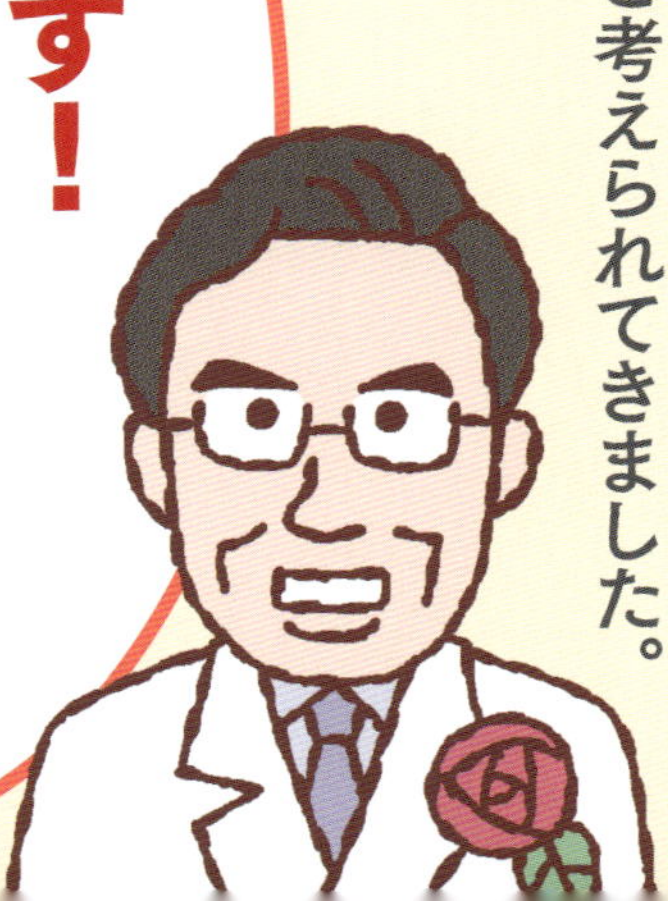

定説

一度血管壁にへばりついたプラークは取り除くことができない、と言われています。薬でコレステロールの働きをコントロールし、プラークがこれ以上増えないようにするしか、治療法はないとされています。

とんでもない！

プラークを増やさないだけでなく、減らすことまでできます。薬に頼るのは大間違い。薬はプラークの改善を妨げてしまう恐れがあります。大事なのは食事です。食生活を改めれば、自力でプラークを減らし、血管の詰まりをなくすことができるのです。

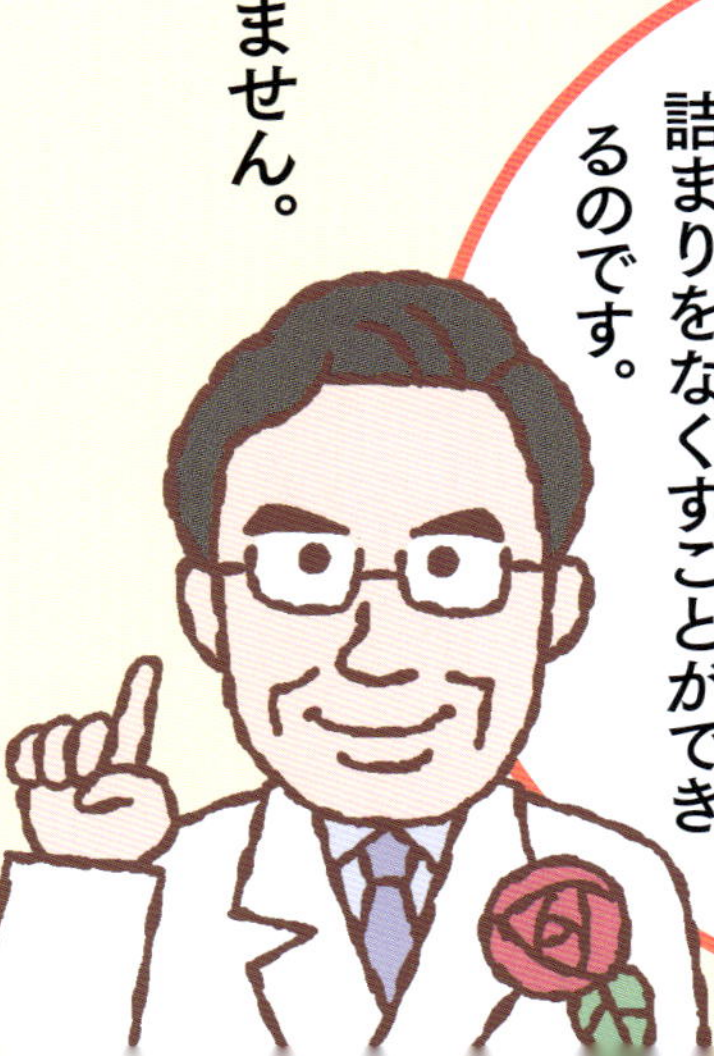

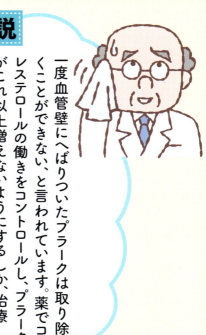

定説は誤りです。

みなさんはもう突然死に怯える必要はありません。
動脈硬化の嘘を暴いて正しく予防すれば、
寿命をのばすことまでできます。

動脈硬化で血管が詰まるとは？

定説は「高血圧や糖尿病などの刺激で、血管内皮細胞が傷つき、マクロファージが“呼び寄せ役”となり血管壁にプラークが溜《た》まる」。一方、真島理論では「血管内皮細胞が正常のまま、流体力学的な力で血管壁にプラークが溜まる」と考えます。血管内腔が狭くなると、血液の粘度が正常でも、血栓ができやすくなります。

●正常な血管壁（動脈）

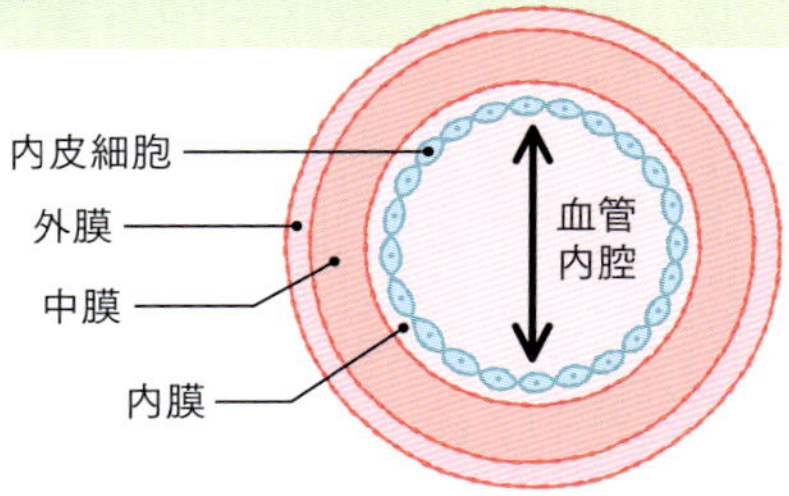

●プラークができた血管壁

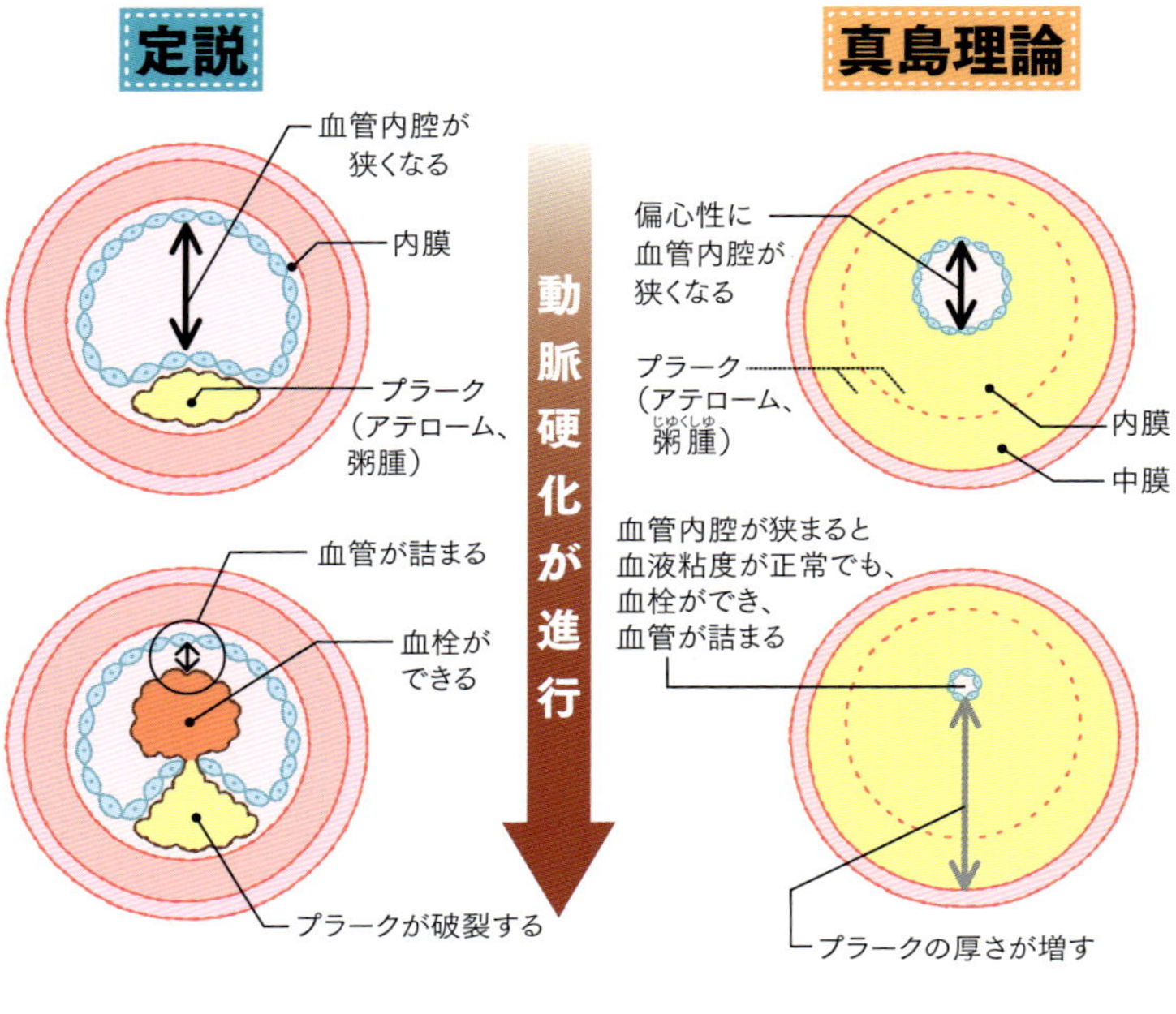

定説

一度できたプラークは減らせません。

脳梗塞・心筋梗塞を心配しながら、プラークを増やさないための薬をのんでもらいます。

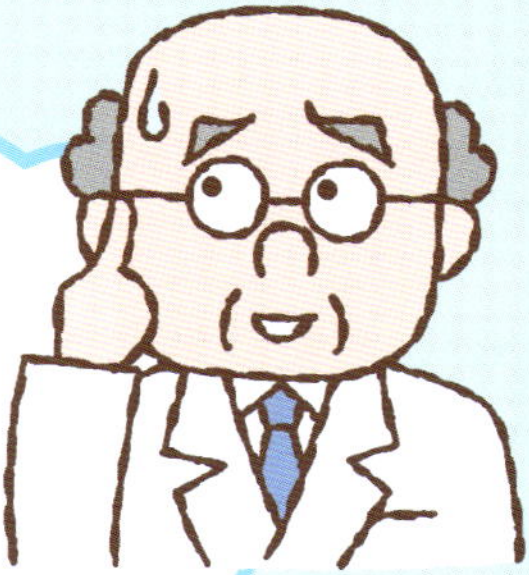

動脈硬化が進行すると……

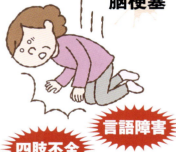

脳動脈の
一部が詰まると

脳梗塞

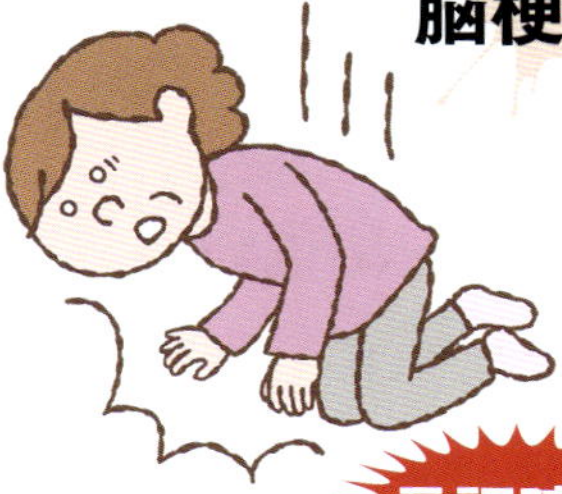

言語障害

四肢不全

心筋梗塞

心臓の冠動脈が
詰まると

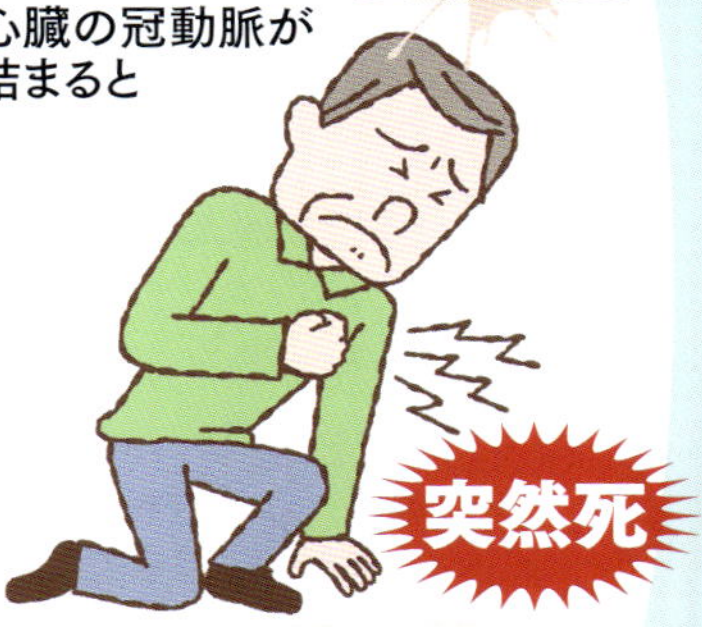

突然死

「プラークは本当に減らせないの!?」
「突然死や再発に怯えながら
生きなければならない!?」

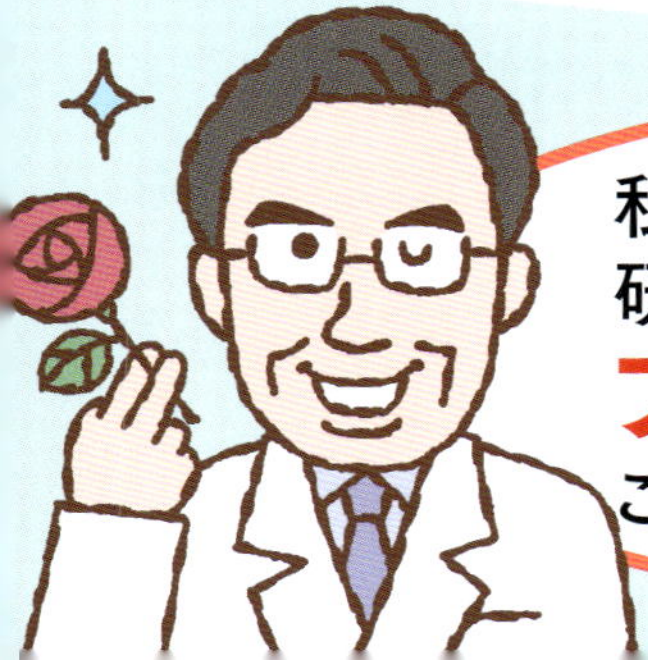

私の10年間にわたる
研究によって、
プラークは減らせる
ことが証明されました。

約2年の治療でプラークは半減する

真島理論に基づいた「RAP 食」、EPA 製剤などの併用でプラークを減らすことができます（スタチン剤は不要）。やわらかい粥状のプラークだけでなく、すでに石灰化してしまったプラークも減らせるのです。

●2015年4月　左頸動脈《けいどうみやく》（分岐部）　52歳・男性

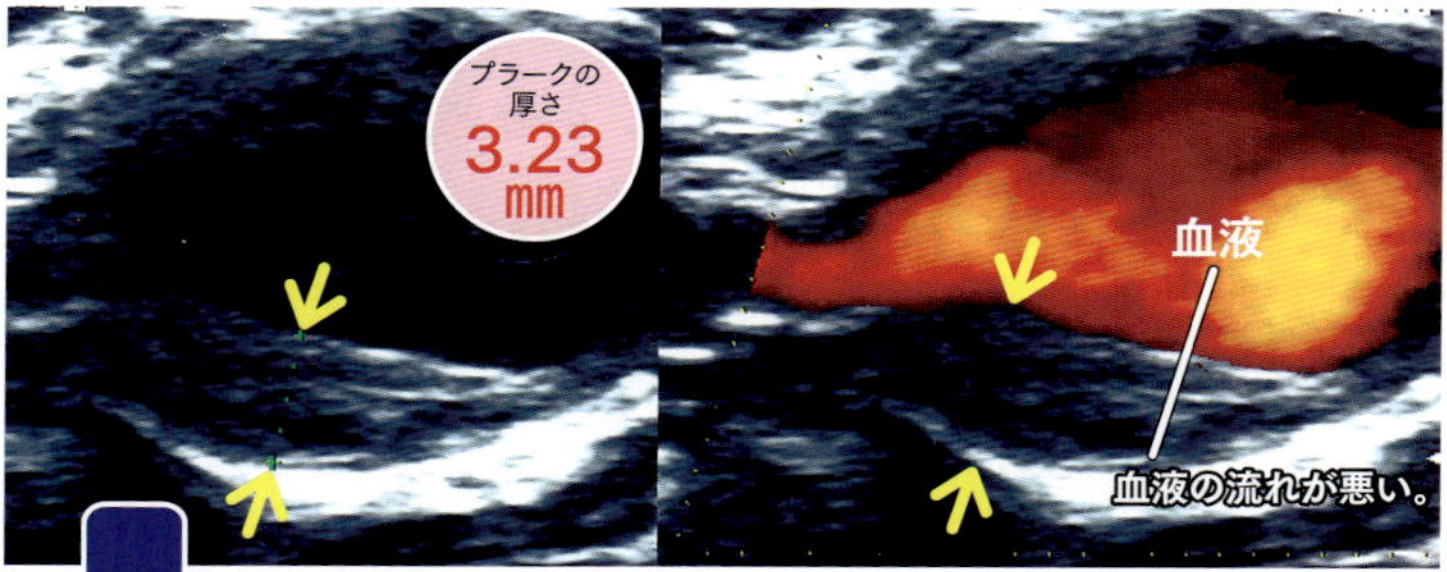

約2年後　−1.68mm

●2017年1月

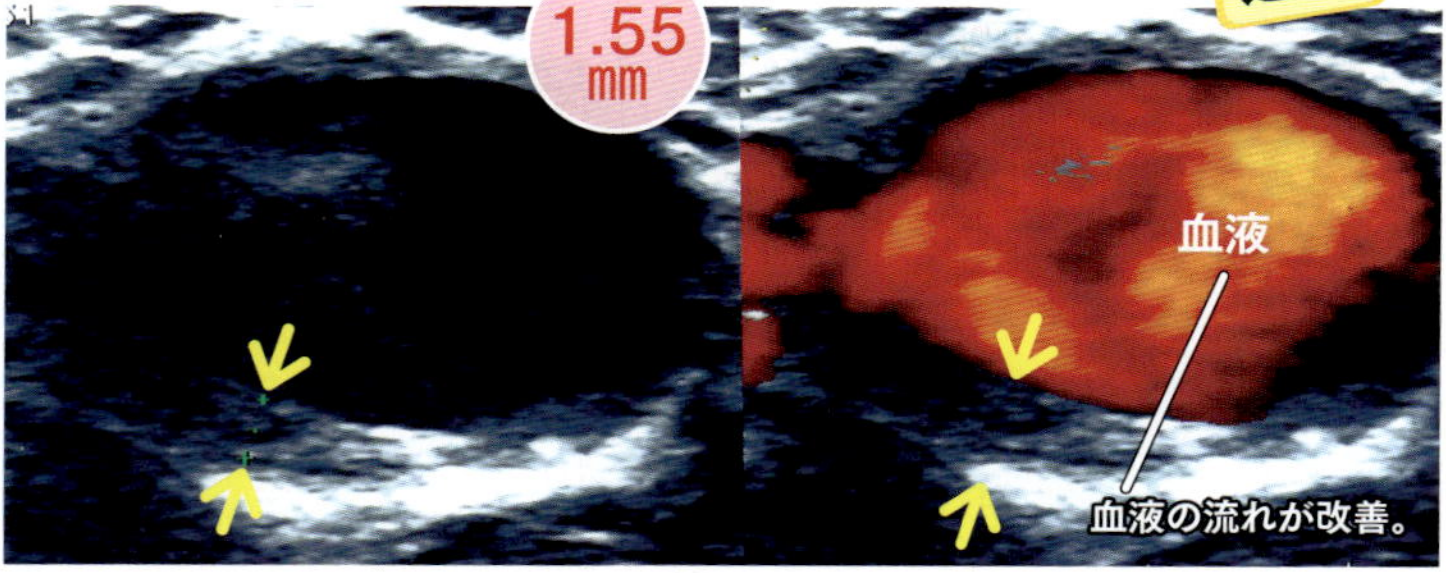

- 真島理論に基づく食事療法「RAP食」を行った。
- 補助的に抗血小板薬のEPA製剤とビフィズス菌製剤を服用した。
- 初診時は血圧が高めだったが、半年後には正常になった。
- 体重8kg減。肩こりと睡眠時無呼吸が消えた。

やわらかいプラークが減った！（スタチン剤不使用）

2011年1月　左総頸動脈

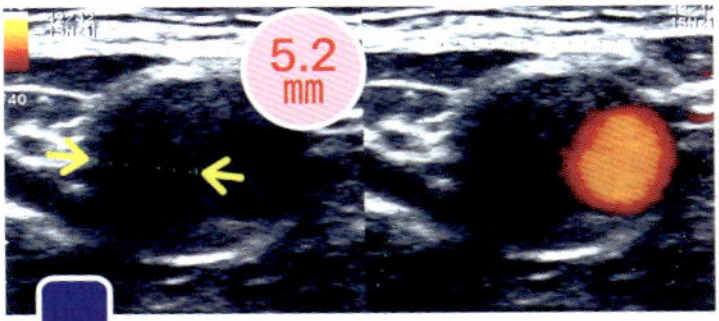

約6年 **−3.76mm**

2017年5月

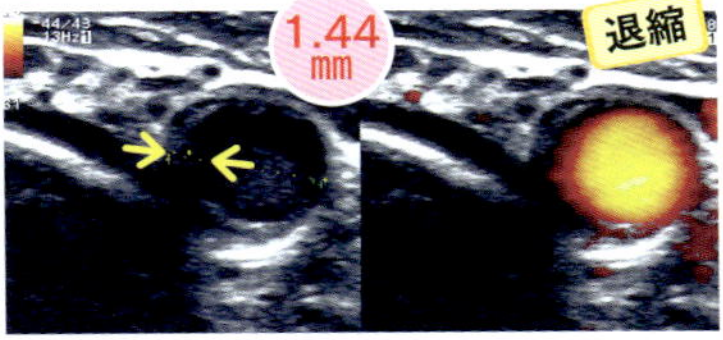

71歳の男性。抗血小板薬1種類を服用中に、RAP食を実施。EPA製剤を追加で服用。

2014年12月　左総頸動脈

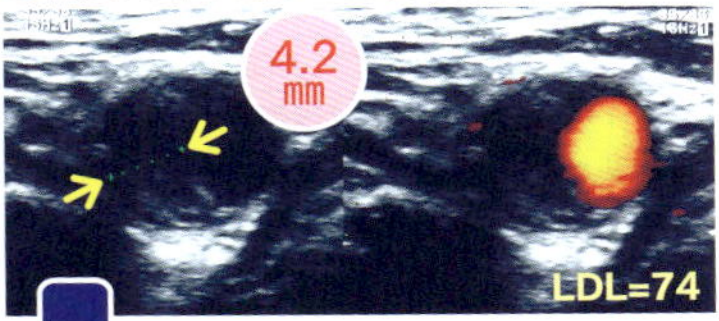

約1年後 **−0.99mm**

2015年11月

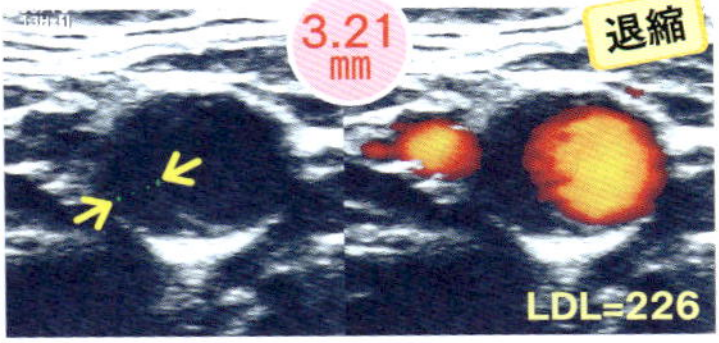

53歳の男性。スタチン剤を止め、RAP食で経過。EPA製剤、別の抗血小板薬を服用。

石灰化したプラークも減らせる！（スタチン剤不使用）

2008年12月

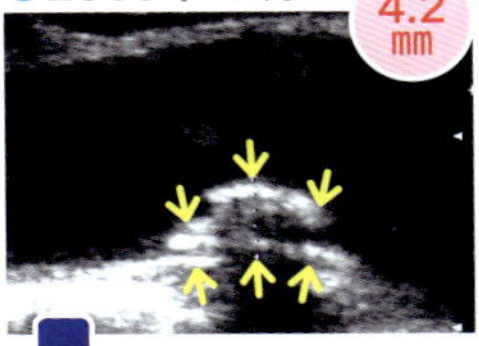

−0.99mm

2017年1月

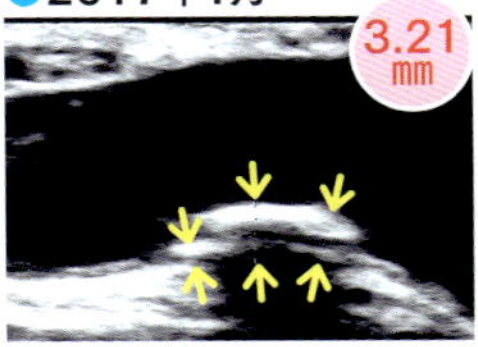

67歳の女性。右鎖骨下動脈のプラークが石灰化。抗血小板薬とRAP食で経過。

2011年12月

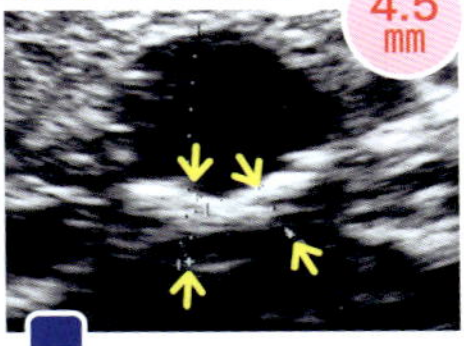

−2.32mm

2017年7月

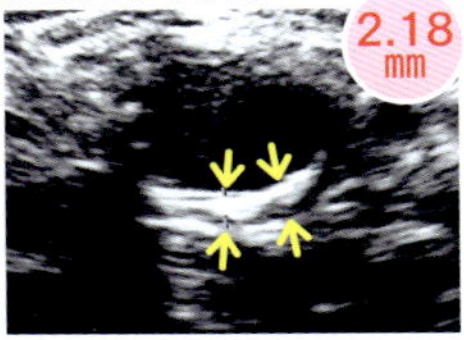

69歳の男性の腹部大動脈。不整脈と狭心症にて、抗血小板薬、EPA製剤、降圧剤を服用。

2015年5月

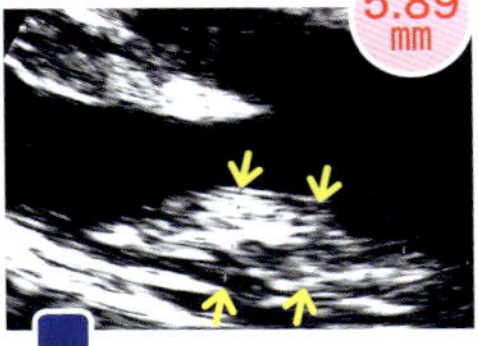

−1.52mm

2017年7月

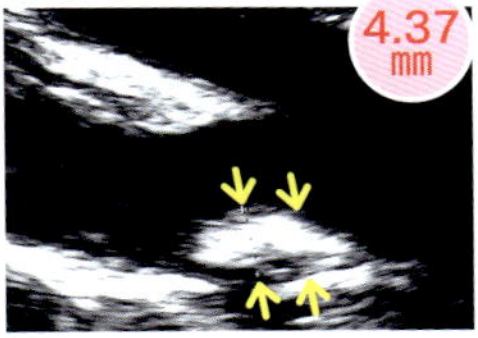

66歳の男性。脳梗塞後に受診。右鎖骨下動脈が石灰化。ビフィズス菌製剤のみ追加で服用。

8か所血管エコー検査でプラークの総量が見える

真島消化器クリニックで実施されている「8か所血管（動脈）エコー検査」（超音波でプラークの状態を映像化）により、プラーク総量がわかり、動脈硬化の進行程度を示すことができます。

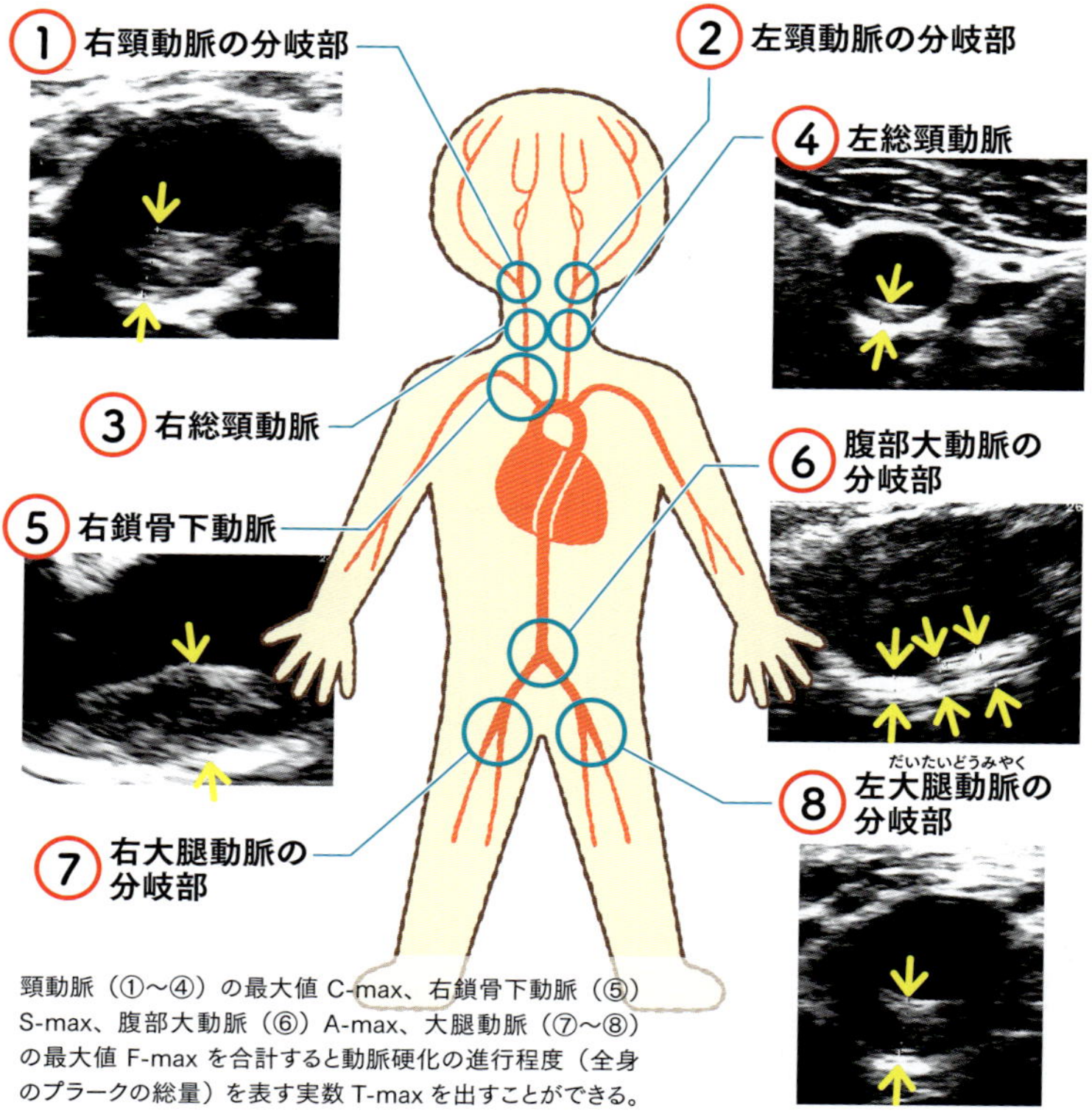

頸動脈（①〜④）の最大値 C-max、右鎖骨下動脈（⑤）S-max、腹部大動脈（⑥）A-max、大腿動脈（⑦〜⑧）の最大値 F-max を合計すると動脈硬化の進行程度（全身のプラークの総量）を表す実数 T-max を出すことができる。

全身の動脈硬化の進行程度を表す実数

T-max＝C-max＋S-max＋A-max＋F-max(mm)

＊真島康雄「右鎖骨下動脈エコー検査：新しい領域」『循環器臨床サピア9』中山書店，2010より

年齢ではなく
プラーク量が多い順で倒れる

動脈硬化の進行程度（T-max値）を数値化することで、プラークが多い人ほど脳・心血管病を起こしやすく、倒れる順番は加齢とは無関係だということがわかりました。T-maxで未来が見えるのです。

若いがプラーク量が多い　男性（32人）

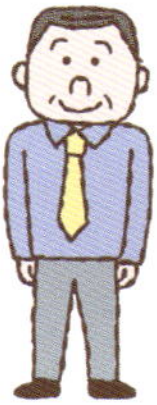

●50〜59歳
T-max値12.0mm以上
脳・心血管病発症率
34%

＞

高齢だけどプラーク量が少ない　男性（26人）

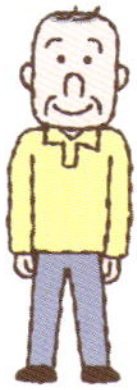

●70〜79歳
T-max値6.1mm以下
脳・心血管病発症率
0%

若いがプラーク量が多い　女性（33人）

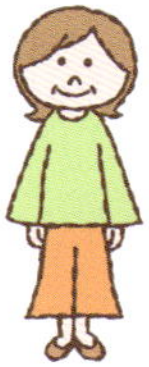

●50〜59歳
T-max値9.0mm以上
脳・心血管病発症率
12.1%

＞

高齢だけどプラーク量が少ない　女性（42人）

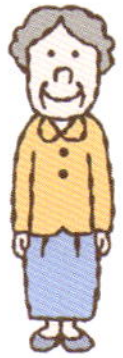

●70〜79歳
T-max値4.9mm以下
脳・心血管病発症率
0%

●動脈硬化は加齢とは無関係。
●プラーク量が多い人ほど突然死を起こしやすい。

！高齢だからプラークが溜まるわけではありません。年齢より食事が原因です。若い人でも**揚げ物、肉など脂っぽいものをたくさん食べていると動脈硬化が進行**し、突然死の確率は上がります。

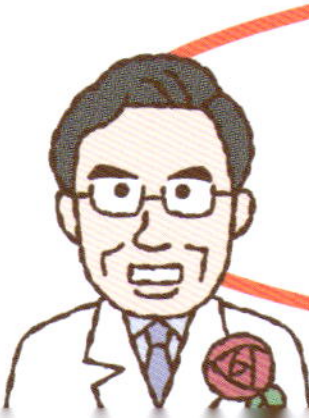

動脈硬化の正しいメカニズムがわかれば、突然死を防ぎ、寿命をのばすことができます。

定説の動脈硬化のメカニズムに誤りがあった

定説で語られてきた動脈硬化のメカニズムでは、治療でプラークが減る現象を説明できません。これは定説に誤りがあるためです。

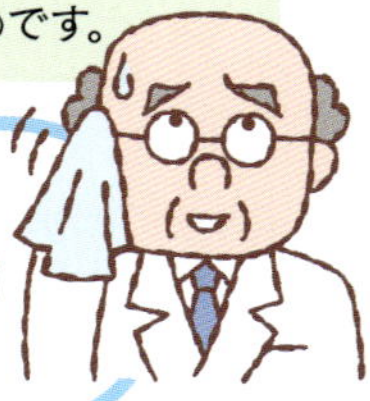

定説

動脈硬化の原因は、LDLコレステロールや高血圧、糖尿病、そして加齢だと言われています。

正しくは…

① 高血圧や糖尿病で内皮細胞が傷つく

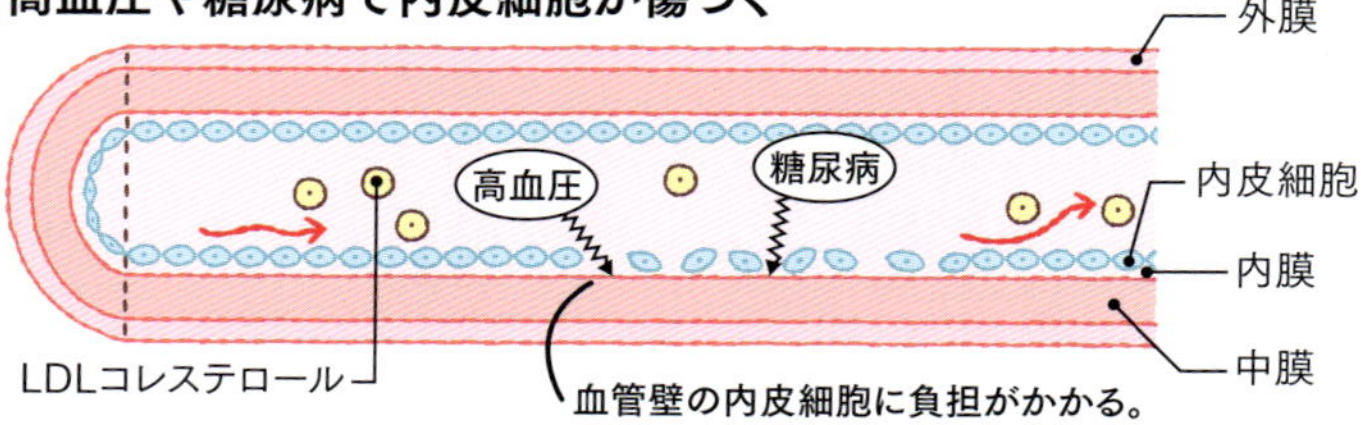

② 傷ついたところから内膜にLDLが入り込む

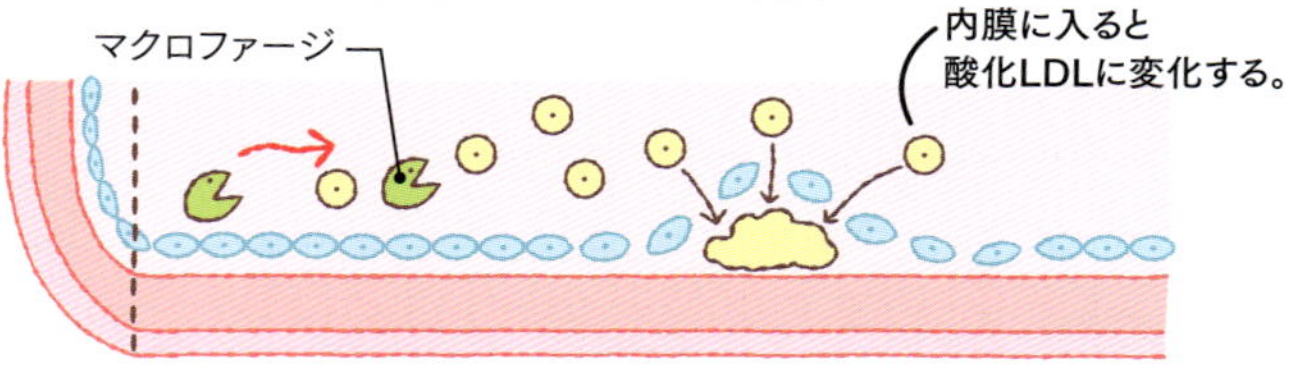

③ 白血球マクロファージが入り込み、プラークを形成

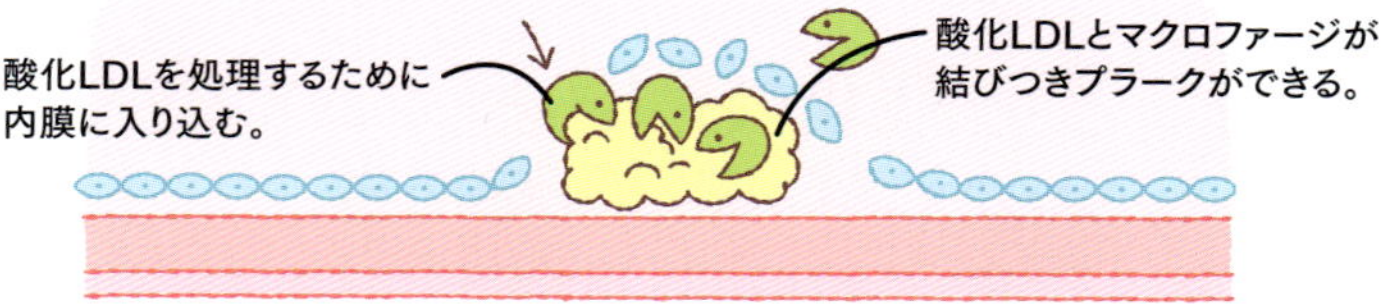

酸化LDLを処理するために
内膜に入り込む。
酸化LDLとマクロファージが
結びつきプラークができる。

真島理論

原因は小さい油の粒（超微粒子の脂肪滴）。油をより多くとる人ほど、プラークが溜まりやすく、動脈硬化になります。

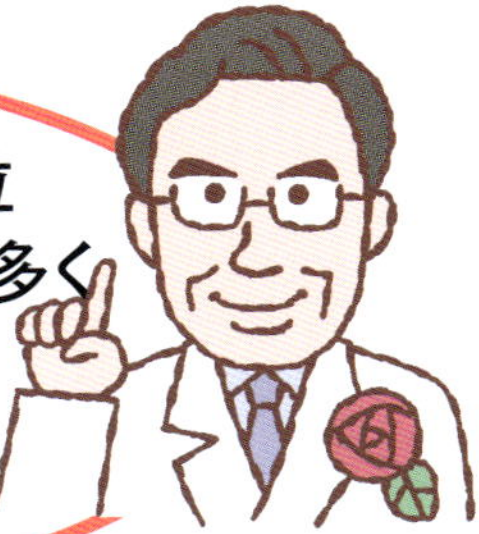

① 比重が重い脂肪滴が内皮細胞の隙間に入り込む

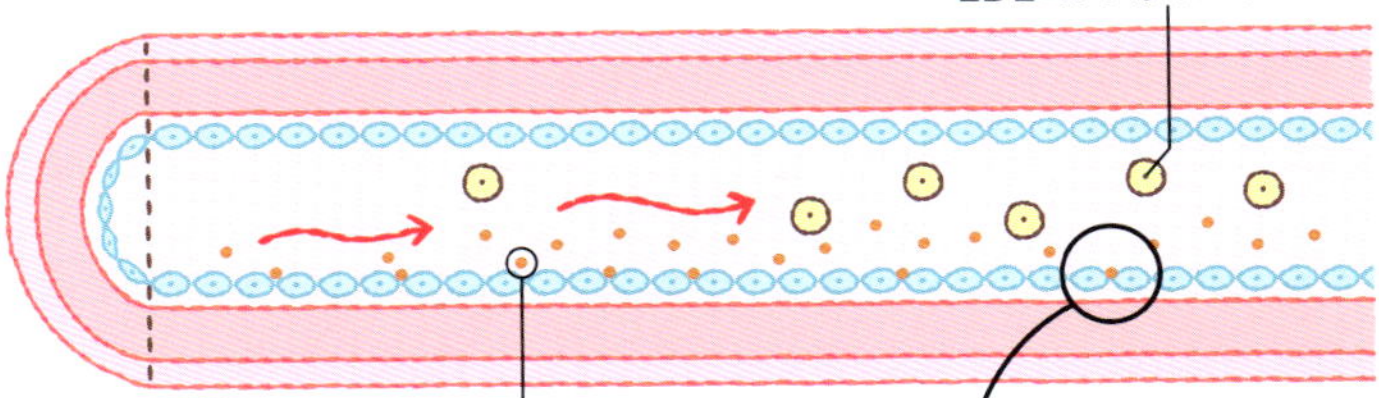

超微粒子脂肪滴は内皮細胞の直径の1000分の1以下の大きさ。

血管内皮細胞同士の隙間に入り込んだ脂肪滴が、正常の血圧で後押しされて血管壁内に進んでいく。

② 脂肪滴が内膜・中膜に正常血圧流の力で沈着し、プラークを形成

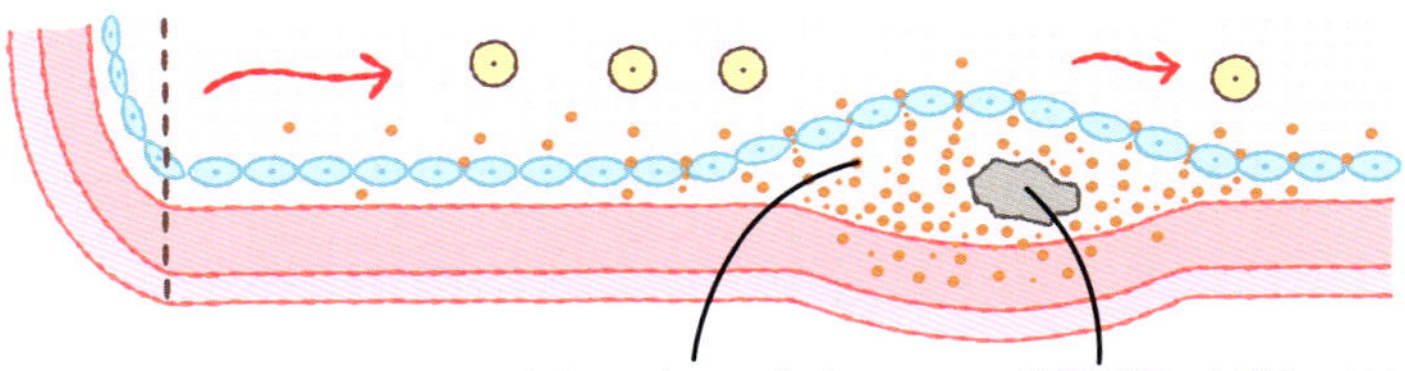

超微粒子の脂肪滴が沈着し、プラーク化する。マクロファージが掃除しても追いつけない。

時間が経つとプラークは石灰化することもある。

食品から体内に入った脂肪や油が、超微粒子脂肪滴となって血流に乗って全身へ運ばれます。脂肪滴は鎖骨や顎の下、太ももの分岐部分など、**体の構造上溜まりやすい部分の血管壁に堆積し、プラークを形作る**のです。脳、心臓内でも同様です。

マクロファージがプラークを取り除いてくれる

定説では、白血球マクロファージは動脈硬化の原因となる悪者ですが、実際にはがん細胞や細菌類と同様の異物であるプラークを食べて取り除いてくれます。

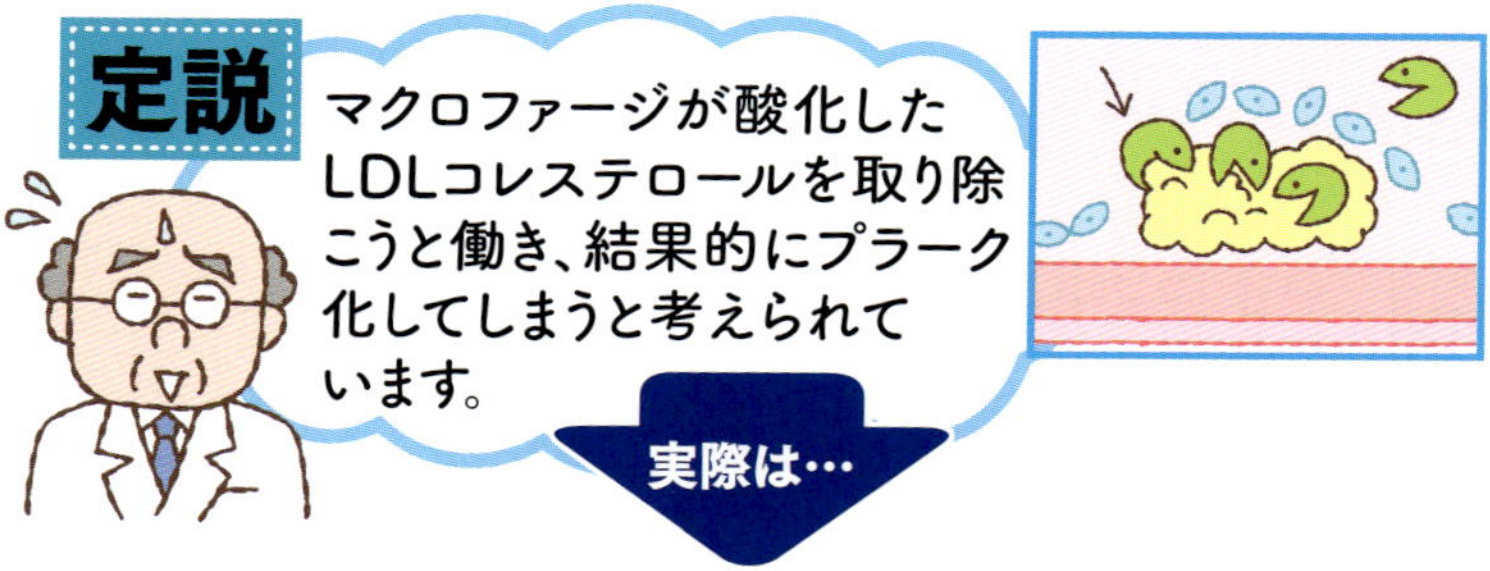

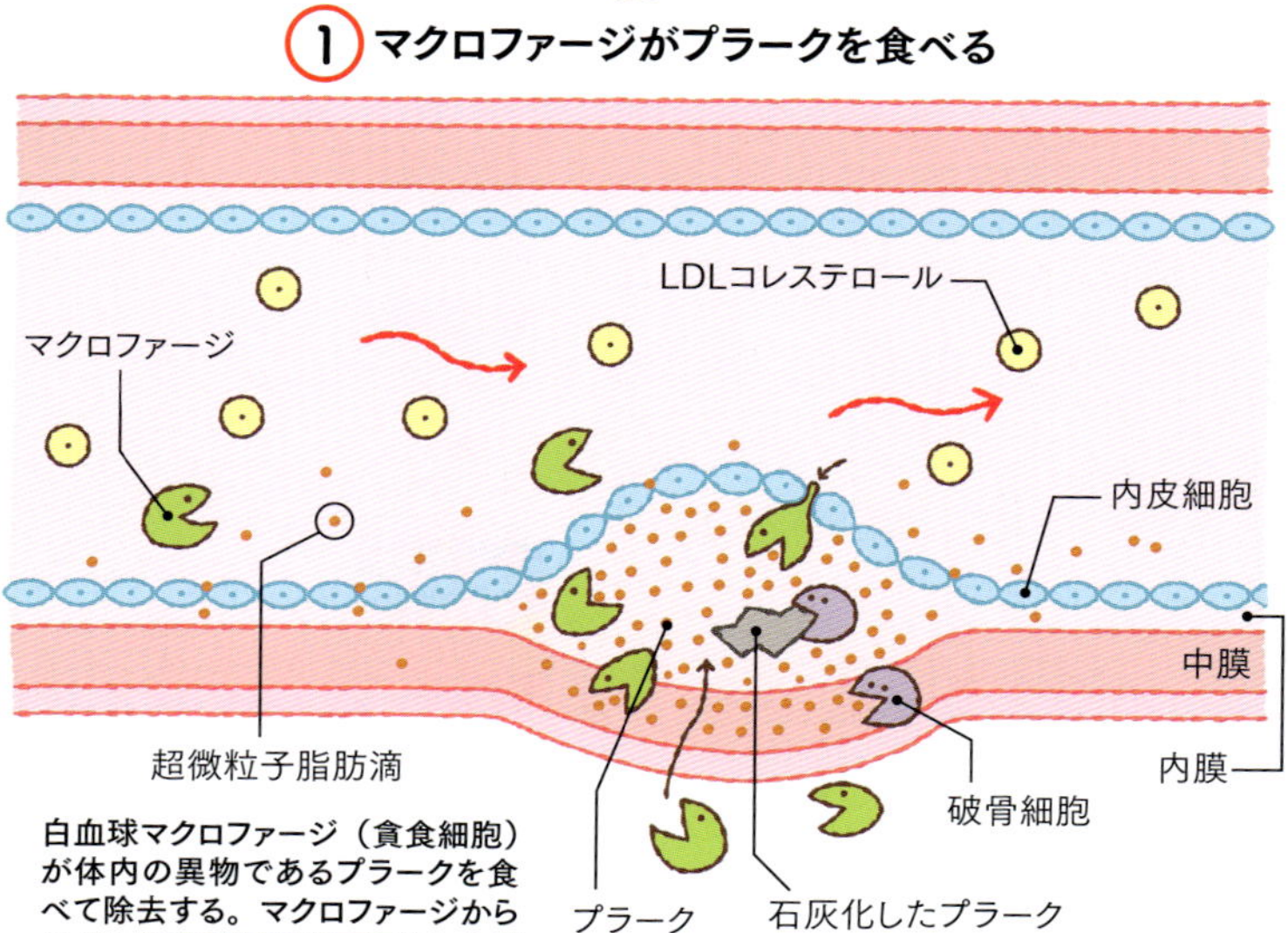

白血球マクロファージ（貪食細胞）が体内の異物であるプラークを食べて除去する。マクロファージから分化した破骨細胞は石灰化したプラークも食べてくれる。

真島理論

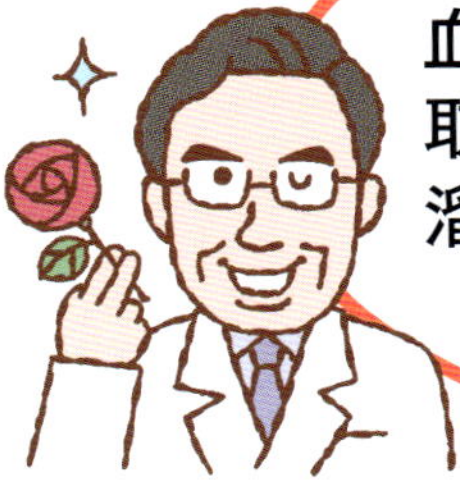

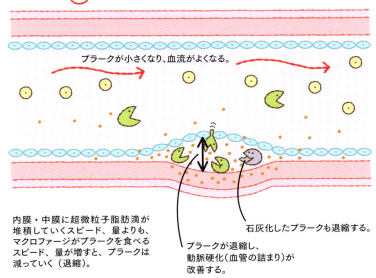

マクロファージの働きで、血管壁に堆積したプラークは随時取り除かれていきます。プラークを溜めない、溜まったプラークを減らすには以下のことが大切です。

●油や脂を極力とりすぎない

➡ 食品からとる油や脂が超微粒子脂肪滴の原因。それらをとらないように「RAP食」による食生活の改善が必須。

●スタチン剤などでマクロファージの働きを妨げない

➡ 動脈硬化が疑われると処方されるスタチン剤はマクロファージ抑制作用がある。スタチン剤を止めることを考える。

② プラークが減り（退縮）、動脈硬化が改善する

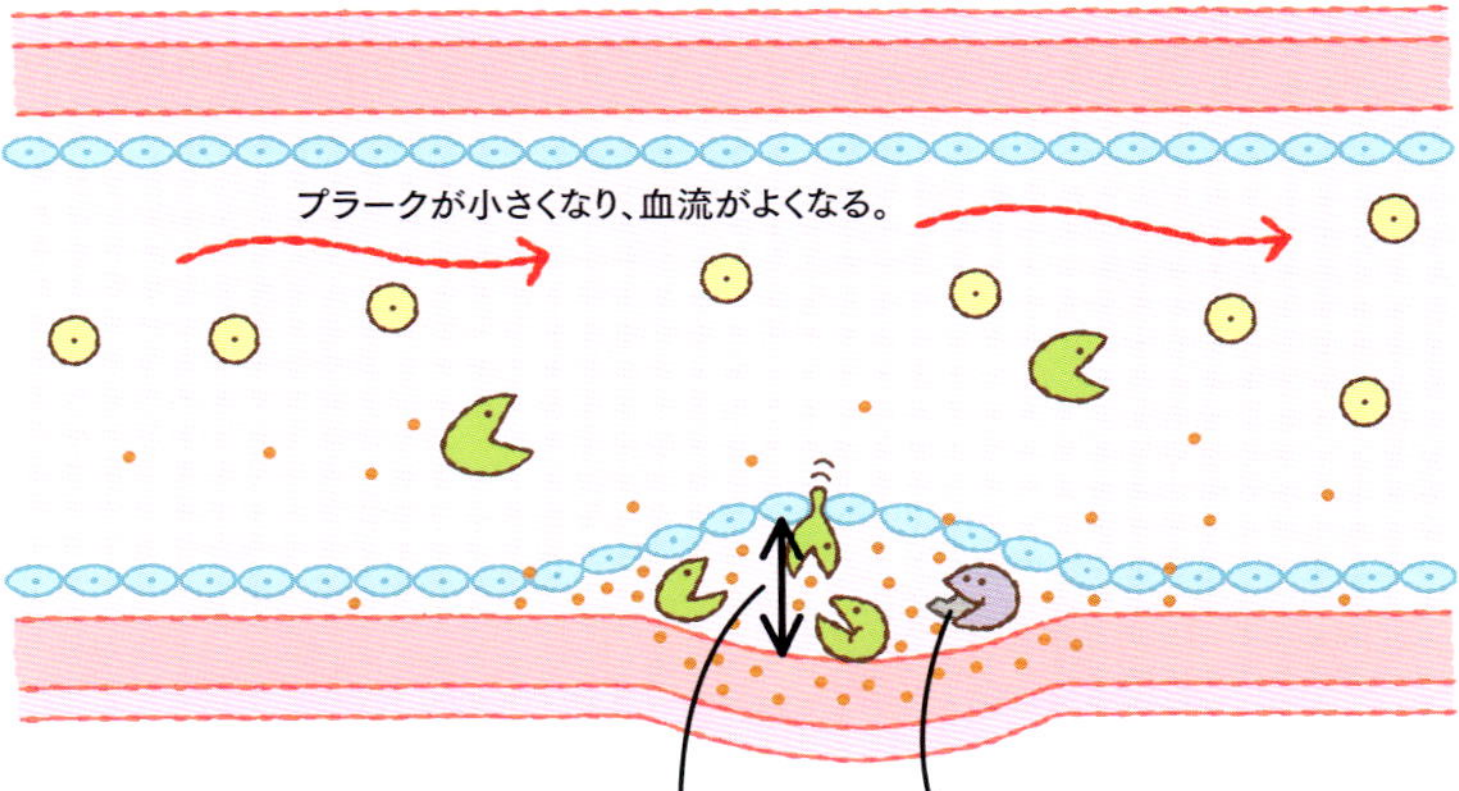
石灰化したプラークも退縮する。
プラークが退縮し、動脈硬化（血管の詰まり）が改善する。

内膜・中膜に超微粒子脂肪滴が堆積していくスピード、量よりも、マクロファージがプラークを食べるスピード、量が増すと、プラークは減っていく（退縮）。

「RAP食」だけでもプラークを減らせる

真島理論に基づいて考案した血管プラークを減らすための治療食が「RAP食」です。食用の油・脂を控え、昔の田舎料理を目指した食事です。また、たばこは必ず控えてください。

控えるべき食品類

食用油

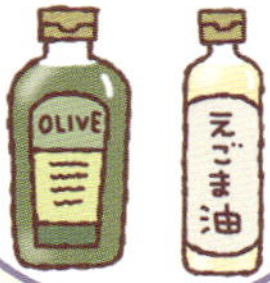

健康によいとされるオイル類。ドレッシングなど。

油炒め

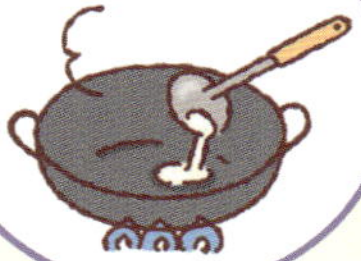

フライパンに油を引いて調理する食べ物全般。

植物油

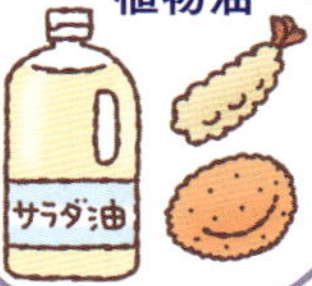

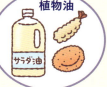

全ての種類の植物油。生食、揚げ物や天かすも。

多量の酒

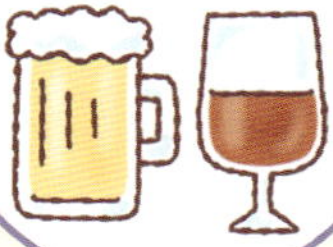

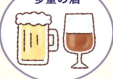

ビール換算で1日350cc以上のアルコール飲料。

パンや菓子

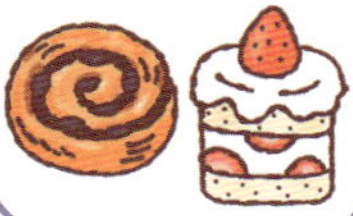

バターなどを使った菓子類。菓子パン、その他の加工食品。

脂身

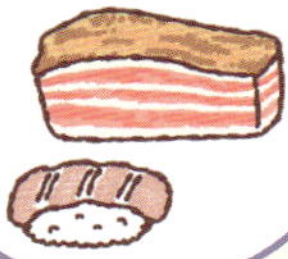

脂身が多い種類・部位の肉や魚類全て。

カレールー、レトルト食品、マヨネーズ

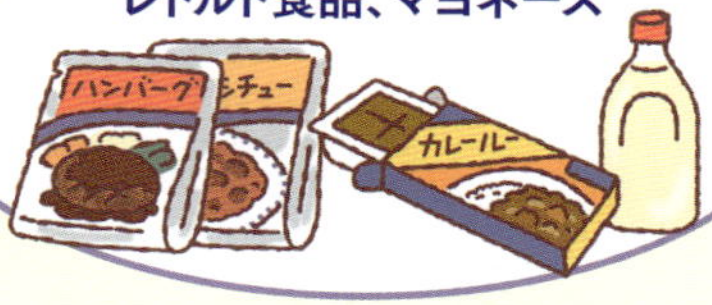

市販品はNG。カレー粉、自家製のオイル不使用品ならOK。

たばこ

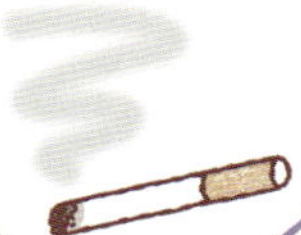

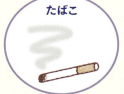

たばこは動脈硬化を促進するので1本でもNG。

とったほうがよい食品類

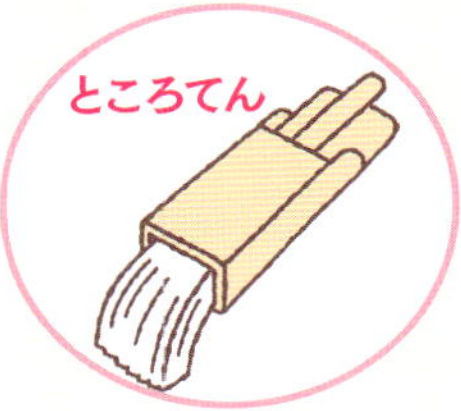
ところてん

高品質の品：1日260g以上を毎日。

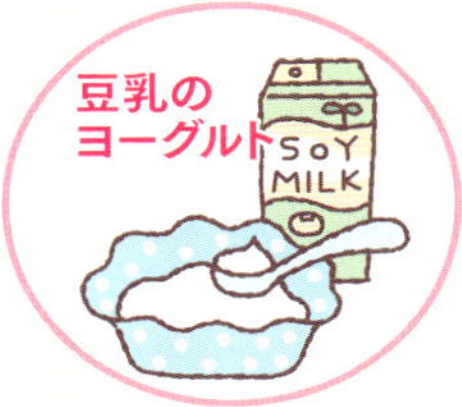
豆乳のヨーグルト
SOY MILK

1日置きに1回30cc摂取。

野菜のごった煮

毎日たまねぎ、きのこなどの野菜類のごった煮をとる。

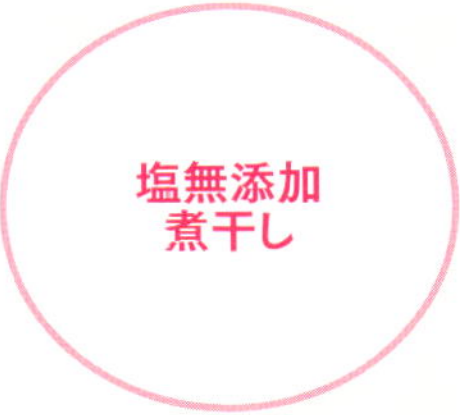
塩無添加煮干し

1日10-15gを野菜のごった煮に入れて。

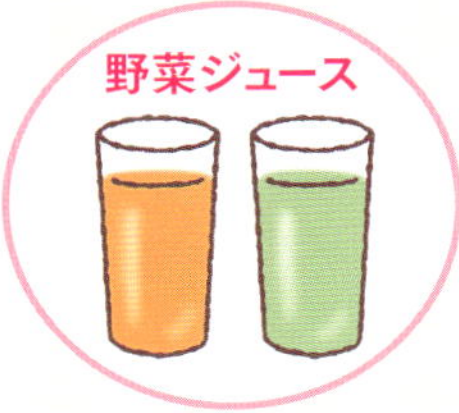
野菜ジュース

無果汁、無塩、無糖のもの。毎日、コップ半分。

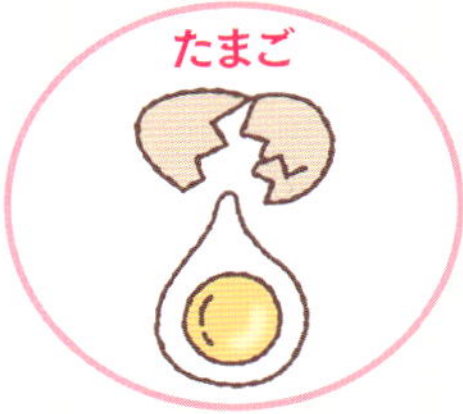
たまご

全卵を1日1個まで。毎日とる。

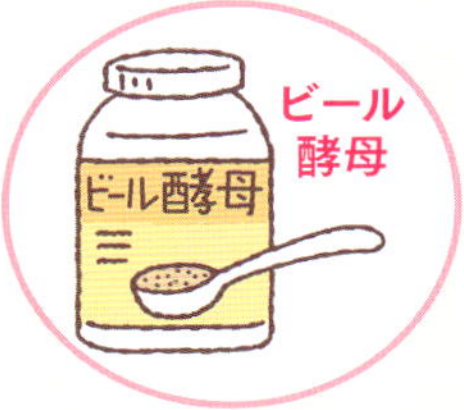

毎日小さじ1杯ぶん（朝夕食後小さじ半量ずつ）。

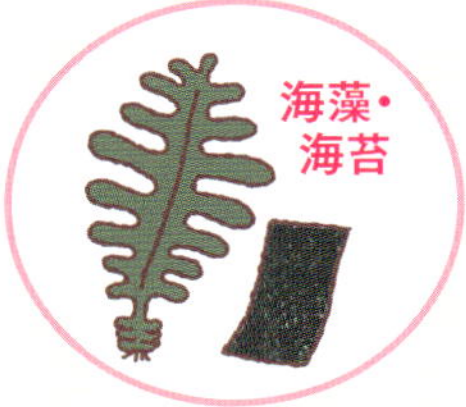
海藻・海苔

海苔《のり》や、粘り気のある海藻を毎日。

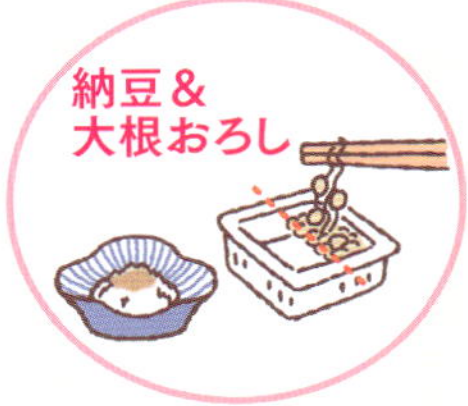
納豆＆大根おろし

納豆半パック（20g）週1回まで。大根おろし適量。

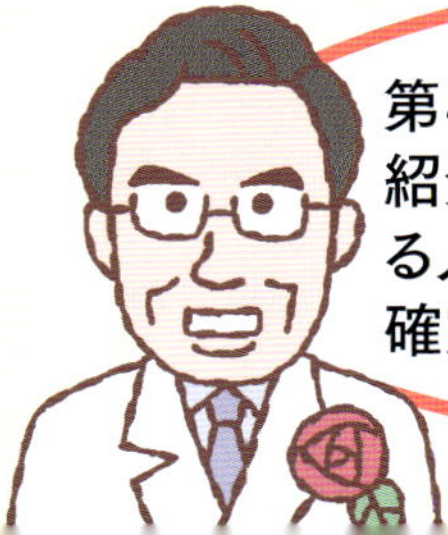

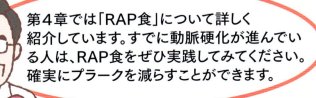

第4章では「RAP食」について詳しく紹介しています。すでに動脈硬化が進んでいる人は、RAP食をぜひ実践してみてください。確実にプラークを減らすことができます。

動脈硬化の進行・改善の全体像はこれだ！

動脈硬化が進行するにつれ、あらゆる病気を引き起こします。RAP食を実践すれば、プラークを減らし、病気を予防・改善できます。

動脈硬化の進行
酒類多飲、肉脂・植物油・魚油・菓子類他の過食で進行

動脈硬化の改善
酒類、肉脂・植物油・魚油・菓子類他を減らすことで改善

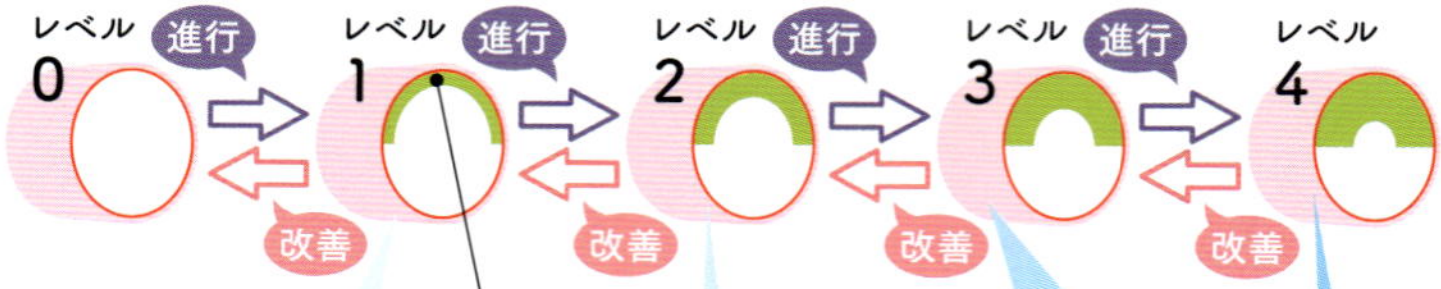

（レベル1）高血圧、安静時狭心症、肩こり、こむら返り、脊柱管狭窄症、前立腺がん、大腸がん、肝臓がん、乳がん、腎障害、腎不全

（レベル2）三叉神経痛《さんさしんけいつう》、舌咽神経痛、うつ病、頭痛、立ちくらみ、朝のめまい、一過性黒内障、睡眠時無呼吸症候群（SAS）、顔面神経麻痺《がんめんしんけいまひ》、眼筋麻痺、複視（二重に見える）、下肢動脈閉塞、歩行時足痛、足趾壊疽《そくしえそ》

（レベル3）加齢黄斑変性、網膜静脈閉塞症、網膜動脈閉塞症、視力低下、失明、不整脈（心房細動）、大動脈解離、脳出血、くも膜下出血、大動脈瘤破裂《だいどうみゃくりゅうはれつ》

（レベル4）認知症、一過性全健忘、脳梗塞、脳梗塞の再発、大動脈弁狭窄症・閉鎖不全症、労作時狭心症、心筋梗塞、心筋梗塞の再発

＊図の元データはP178〜179に記載

動脈硬化の進行・改善の全体像です。プラークの厚さが増し、血管が狭まるにつれ、病気が起こりますが、逆にプラークが減りさえすれば、これらの病気も結果的に改善していくのです。

あきらめることも怯えることもありません。

血管の詰まりは自力で治せます。

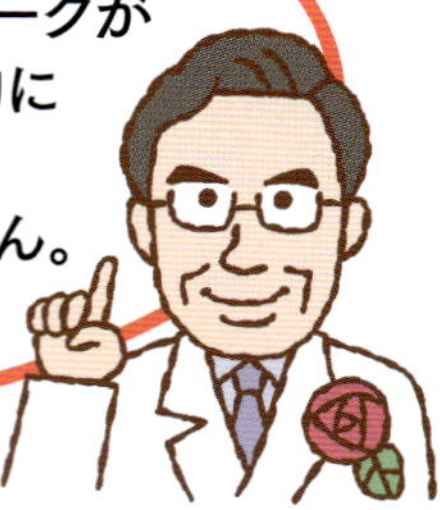

はじめに

元気に長生きすること。超高齢化社会に入った日本の目標です。その鍵となるのが突然死を防ぐこと。最近では俳優の大杉漣さん（享年66）の急性心不全が思い出されます。この心不全の原因として考えられるのが、心血管系の病気です。とくに、突然死を招くだけでなく助かったとしても後遺症に苦しめられる心筋梗塞《しんきんこうそく》や脳梗塞《のうこうそく》の予防は、元気に長生きするためには欠かせません。これらの**原因は動脈硬化（つまりプラーク）ですから、動脈硬化を治せばいい**のです。

定説では動脈硬化とは、血管壁《けっかんへき》の内側にコレステロールが粥状《じゅくじょう》の塊（プラーク）となってへばりついた状態だと考えられてきました。

動脈硬化を防ぐには、薬で「悪玉ＬＤＬコレステロール値」を下げればよい？

動脈硬化の原因である「高血圧」を改善すればよい？

「高血圧」を引き起こす塩分を減らせばよい？

健康や医療の知識をある程度もっている人であれば、「ＹＥＳ」と答えるのではないでしょうか。しかし、私の答えは全て「NO」です。

LDLコレステロールはプラークの原因ではありません。高血圧が原因で動脈硬化になるわけでもありません。塩分も高血圧の原因ではありません。もし私が裁判官なら、犯人扱いされているLDLと塩分に無罪を言いわたすでしょう。

なぜ医学界で常識とされている事柄にNOと言えるのかというと、私は**10年間にわたり5800人以上の患者さんの血管エコー（超音波）検査を行い、約4万5000回ぶんの膨大なデータを分析し続けた**からです。

私はもともと肝臓医でしたが、ある患者さんとの出会いを機に動脈硬化の研究を始めました。血管エコー検査で脳梗塞と心筋梗塞の危険度を予測できることを発見し、2009年に『脳梗塞・心筋梗塞は予知できる』（幻冬舎）を上梓しました。

その後も研究を重ねて、現在では**8か所の血管エコーを撮影して解析する「T-max」という独自の方法で、体の総プラーク量を概算することができるようになり、心筋梗塞や脳梗塞を完全に予知できる**ようになったのです。

こうした研究の過程で、「動脈硬化の成り立ち」にも疑問を抱くようになりました。「血管についたプラークは除去できないから、薬でコレステロールをコントロールする」という〝常識〟は間違っているのではないか？

実は私には医師以外にもうひとつ、バラの栽培家の顔があります。無農薬で美しい花を咲かせるにはどうしたらよいのか、自然に向き合いながら研究するうちに、動脈硬化における〝常識の不自然さ〟に気がついたのです。

私が突き止めた**動脈硬化の真犯人は「油と脂」**です。血管エコー検査とともに患者さんの食生活についても分析し、植物性の油、動物性の脂を多く摂取していると血管壁にプラークが溜《た》まりやすくなることがわかったのです。

実に単純な話です。動脈硬化は血管の油汚れ。したがって、油と脂の摂取量を減らす食生活をすれば、プラークも小さくなっていきます。

つまり、**動脈硬化は薬に頼らなくても自分で治すことができるので**、プラークが消えれば、心筋梗塞や脳梗塞を予防できます。動脈硬化があると血圧が上がりやすいので、**動脈硬化が治れば高血圧も治ります**。「病気を未然に治す」ことができれば、自分自身の未来が変わります。家族や子孫の人生まで変わるのです。

本書には、血管プラークを減らすための具体的な内容（医学・健康に関する迷信も含めて）を科学的根拠に基づいて記載しました。私は、やさしげな言葉や単純な理論で人に安心感を与えるのは得意ではありません。**実際の画像や数字で「プラークは治せる」ことを証明**しています。

人間、本当のことを知らないことがいちばん不安で、辛《つら》く、そして悔しいことです。「動脈硬化の真実」を記したこの本を手に取ってくださった全ての読者と、そのご家族、これから生まれてくる子孫の方々のご健康とご発展を祈念します。

真島康雄

脳梗塞・心筋梗塞・高血圧は油が原因　動脈硬化は自分で治せる　目次

第1章

門外漢の医師だから追究できた「動脈硬化の嘘」

第2章

高血圧の原因も油。コレステロールも塩分も血管病には無関係

第3章 動脈硬化の数値でわかった、健康常識の非常識

第4章 薬より食事で治す。RAP食で病気以前の体を取り戻す

装幀/石川直美(カメガイ デザイン オフィス)　DTP/美創　イラスト/フジサワ ミカ

第1章

門外漢の医師だから追究できた「動脈硬化の嘘」

バックトゥザパスト
血管の病気はなかったことにできる

「アンチエイジング（老化防止、anti-aging）」とは加齢に抗《あらが》い、現状維持を望む言葉です。

しかし私が今、現実に行っているのは、〝**バックトゥザパスト**（昔に戻る、back to the past）〟、文字通り、**現状維持ではなく昔の状態に戻す医療**です。

◎動脈硬化は動脈がかたくなる病気ではない

血管の病気の多くは、動脈硬化から始まります。動脈硬化とは、その漢字から、動脈がかたくなった状態だと思われるかもしれませんが、そうではありません。**血管壁の内側に、超微粒子の脂肪滴《しぼうてき》が染《し》み込んで堆積した状態**を言います。

脂質の塊を「プラーク」と呼びますが、お粥のようにじゅくじゅくした状態であることから、日本語では「粥腫《じゅくしゅ》」と呼んでいます。

プラークが厚くなると、血管の内腔が狭くなって血流が悪くなったり、血管の内腔が詰まって血流が途絶えたりします。その結果、私が「血管プラーク病」と呼んでいる脳梗塞や狭心症、心筋梗塞などのさまざまな病気が起こるのです。

これらの病気は、突然死を招く怖い病気です。命は助かったとしても、後遺症や辛いリハビリテーションに苦しむ人も少なくありません。

血管プラーク病のきっかけとなる動脈硬化そのものは、現代の医学では改善しないと考えられています。**「一度血管についたプラークは取り除くことができない」という「常識」が医療現場に立ちはだかっている**のです。

そのため、いかにプラークを増やさないようにするか、薬でコレステロールなどをコントロールする治療が行われます。つまり、動脈硬化が今よりも進行しないようにすることで病気の危険を回避しようというわけです。

しかし、私は10年間にわたってプラークの研究を続け、動脈硬化の真犯人を突き止めました。そして、**動脈硬化が少なかった頃の血管に、薬を使わずに自力で戻せる新しい方法にたどり着いた**のです。

動脈硬化が少なかった頃の血管に戻れば、当然、プラークが引き起こす病気は発症しません。放っておけば病気になる手前の状態を「未病」と言いますが、私が行っていることは、**「未病を防ぐ」のではなく、「未病そのものを消していく、未病を治す」治療**なのです。このふたつは、次元がまったく違います。

◎本当のリスクを知って、病気の原因を根本から早期治療

例えば、天気予報で雨マークが出ていたら、雨に濡れるのを防ぐために傘を持って出かけるでしょう。仮に雨の予報は東京だけなのに、おおざっぱな天気予報で日本全体に雨マークが出ていたら、東京以外の人も傘を持って出かけることになります。けれども、東京だけピンポイントで雨予報が出ているならば、東京の人は傘を持参しますが、それ以外の地域の人は傘を持っていきません。

これを動脈硬化治療に当てはめるなら、現在の医療では、高血圧やＬＤＬコレステロール値が高い人はみんな、血管プラーク病を防ぐための薬を使っているということです。

しかし、実際には、高血圧やＬＤＬコレステロール値が高いからといって、血管プラーク病のリスクが高いとは限りません。**リスクが低いのに薬をのんでいる人は、晴れているのに雨合羽を着て歩いているようなもの**です。

私が行っているプラークを測定する新しい検査法なら、血管プラーク病の危険度をほぼ正確に予測できます。リスクの低い人まで薬をのむ必要はないのです。

逆に、血圧やＬＤＬコレステロール値がそれほど高くなくても、**血管プラーク病の危険度の高い人は、ＥＰＡ製剤などの安全性の高い抗血小板薬を服用しながら、病気の原因となる動脈硬化そのものを治す治療を早くから始める**ことができます。いかに画期的なことだかおわかりいただけたでしょう。

8か所の血管のエコー画像を撮ると、突然死を完璧に防ぐことができる

◯五代前から代々医者の家系、大学病院では肝臓のスペシャリストに

今でこそプラークの研究をしている私ですが、実は専門は肝臓です。福岡県久留米市に消化器クリニックを開業しています。

我が家は五代前、江戸時代から医者をしている家系で、祖父は『昭和風土記』長崎県の部に「刀圭家《とうけいか》（医者）」として紹介されています。父も長崎県の漁村で診療所の外科医をしていました。

私自身も長崎県で生まれ、福岡県の久留米大学医学部を卒業後、第二内科に入局し、肝臓がんの診断や研究に励んでいました。当時は、肝臓がんの診断は細胞診で行っていた時代でしたが、細胞診と同径の細い針で組織診断が可能な肝腫瘍細径生検針「Ｍａｊｉｍａ ｎｅｅｄｌｅ《マジマニードル》（真島針）」を、１９８５年に開発することもできました。

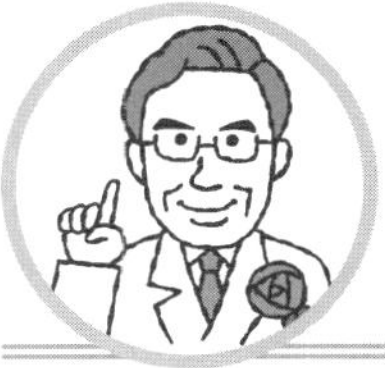

肝臓がんの手術の必要性判定に貢献している「真島針」

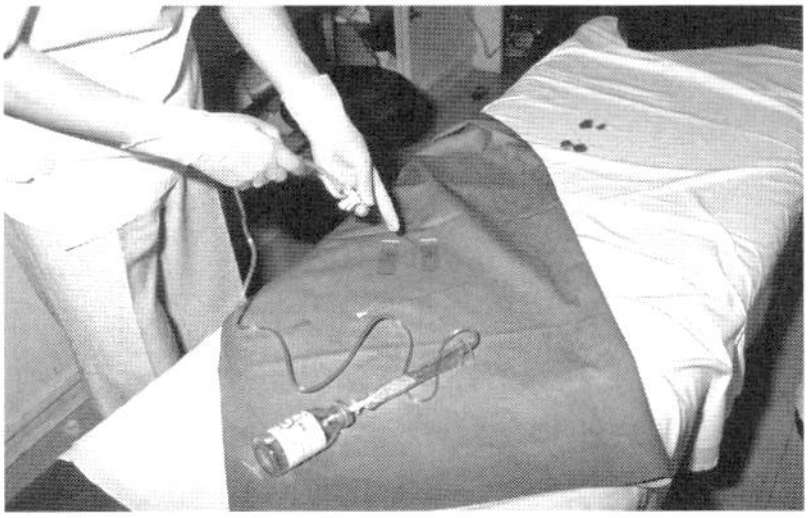

「Majima needle（真島針）」の開発前。1982年頃、当時は肝臓がんの疑いのある人の肝細胞を取るために、小さい点滴ビンを注射器で高陰圧にし、点滴セットをつないで肝臓の結節に細い針（細径針）を入れ細胞を吸引。高圧のボトルに点滴セットを差し替え、プレパラートに吹きつけていた。私は細胞をバラバラにすることなく採取する、使い勝手のいい針を作るために試行錯誤した。

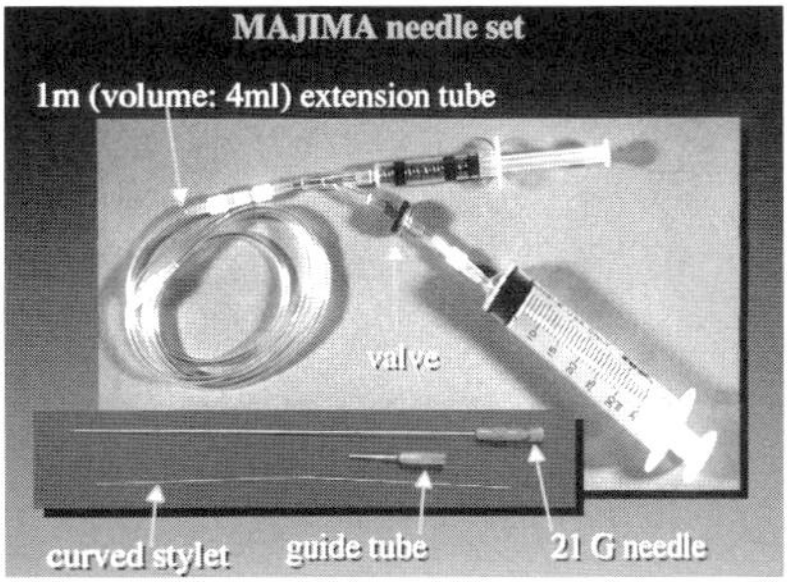

私の手製の針や器具を見た医療機器メーカーが、それを商品化。「Majima needle」セットを作り、販売することに。細胞診と同じ太さの細径針で組織診断（手術で得られるのと同じ、バラバラではない組織を用いる）ができるようになり、肝臓がんの確定診断が可能に。手術の必要性判定などに威力を発揮した。今では、肝臓がんのみならず、いろいろな臓器の検査で活用されている。

このニードル（生検針）は、現在も多くの病院で使われていますが、**久留米大学が始まって以来の個人名がついた医療機器**だということです。

◯肝臓病の患者さんが血管エコーの世界に導いてくれた

1995年に自分のクリニックを開設、町の肝臓専門医として忙しい日々を送っていました。

そんな私に転機が訪れたのは、今から約10年前の2007年3月のこと。77歳の男性の患者さんとの出会いでした。その患者さんは肝臓がんの術後の経過観察のために定期的に当院を受診し、肝臓のエコー検査を受けていたのです。ところが半年ほど来院しませんでした。心配していると、「実は心筋梗塞で倒れて入院していた」と言うのです。

心筋梗塞と聞き、亡き父のことが脳裏をよぎりました。父は、62歳のときに心筋梗塞で突然に亡くなったのでした。

私は、ちょっとした好奇心も手伝い、心筋梗塞を発症したのであれば頸動脈《けいどうみゃく》にプラークが溜まっているだろうと予測し、肝臓エコーのついでに頸動脈も診察しました。通常は頸動脈エコーの検査で、発見できるからです。

しかし、何も見つかりませんでした。少々驚きながら、何気なく**頸動脈の下の右鎖骨下動脈を診てみた**のです。

するとそこにはプラークが溜まっていました。

私がそれまでに学んできた医学書などには、右鎖骨下のプラークについて何も書かれていませんでした。もしかするとこの場所のプラークをエコーで調べれば心筋梗塞を予測できるかもしれない。私は漠然とそう感じたのでした。

痩せている人でも血管プラークは溜まっている

その後、脳梗塞を起こした患者さんの右鎖骨下動脈にもプラークを発見し、いよいよ私は本格的に調べてみることにしました。

当時、私は腹部エコーについては指導医をするほどの立場でしたが、血管エコーはまったくの門外漢。そこで『すべてわかる！ 血管エコーＡＢＣ』（メジカルビュー社）という小さな本を買い求め、研究を始めたのでした。

並行して関心をもったのが、患者さんの具体的な**食習慣とプラークとの関係**です。心筋梗塞の患者さんは、いかにも肥満で動脈硬化が進行しているという印象がありますが、実際に当院を訪れる患者さんは太っているとは限りませんでした。**痩せていても血管にプラークが溜まっていることが多々あった**のです。

「これはなぜだろう？」「肉より魚が好きで、お酒も飲まないのに動脈硬化が進行しているのはなぜだろう？」。こんな疑問をもちながら、患者さんの情報を積み重ねていきました。

最初はプラークが増える食習慣を調査し、次いでプラークが減るかもしれない食事療法（のちにＲＡＰ食と命名）を暗中模索し始めたのです。

研究開始から間もなく、**頸動脈や右鎖骨下動脈などプラークが溜まりやすい６か所の血管エコーを行うことで「血管プラーク病」の危険度を予知できる**ことを発見し、２００９年に『脳梗塞・心筋梗塞は予知できる』を出版しました。

8か所の血管エコーで、突然死をゼロに

その後も引き続き多くの症例を分析するうちに、さらに2か所増やして8か所の血管エコーを撮影し、解析することが重要だという答えに行き着きました。

頸動脈の直線部分（左右）、頸動脈の分岐部（左右）、右鎖骨下、腹部大動脈の分岐部、大腿動脈《だいたいどうみゃく》（左右）の計8か所の血管エコーを診る方法は、脳梗塞や心筋梗塞を完全に予知することができるのです。この検査法が普及して、多くの人の脳梗塞や心筋梗塞が予知できれば、抗血小板薬などの薬で予防できるので、これらの**突然死を招く病気をゼロにすることも可能**です。もうひとつの発明品を私は「T-max」と呼んでいます（『循環器臨床サピア9』中山書店．2010）。T-maxは**体の総プラーク量を概算することができる**ので、動脈硬化におよぼす因子を特定できます。

ここに至ったとき「大きな発見をした！」と感じたのですが、今ではそれさえも小さな望みにすぎなかったと思っています。その後、さらに大きなこと、医学界の常識を覆すような事実を発見したのです。

動脈硬化のメカニズムの嘘。自然の法則に反している

害虫も益虫もなく、人間が自分の都合で呼んでいるだけ

話は前後しますが、1995年に久留米市に肝臓専門のクリニックを開設後、私は診察の合間に、バラ栽培の分野にも活動の場を広げていました。診察室からも見える45坪ほどの庭を、完全無農薬のバラの庭に作り替えたのです。

植物といえば、中学生の頃に友達とサボテンを育てていたことはありましたが、バラ栽培は初めてでした。昔は「バラは消毒をしないと育たない」と言われていたので、消毒しないとダメな植物なんてひ弱で嫌だな、と思っていたのです。

しかし、あるとき私はバラの香りに魅せられました。満開のバラが放つ甘く芳《かぐわ》しい香り。これがバラの庭作りに挑戦したきっかけでした。

バラを無農薬で育てる方法があると知り、私はさっそく挑戦しました。農薬を使わ

ないと、いわゆる害虫が葉を食べてしまいます。それを防ぐためにバラに消毒を施す、と教科書的には言われていますが、私は**害虫がいてもしばらく我慢**してみたのです。するとやがて今度は害虫を狙って益虫がやってきます。本来は虫に、害も益もなく、単に**人間に都合の悪い虫を害虫、都合のよい虫を益虫と呼んでいる**だけなのです。害虫を益虫が食べるようになれば、自然のサイクルがうまく回り始めます。最終的に化学農薬を使わなくてもしっかりと育つようになるのです。

バラ栽培への疑問から、ガーデン大賞受賞、無農薬肥料開発

私は研究を重ね、化学農薬を一切使わない方法でバラを育て、庭の写真を撮り、2000年にガーデニング誌「BISES《ビズ》」が主催するコンテストに応募しました。すると、バラを手掛けて短期間だというのに、「ビズ・ガーデン大賞」を受賞することができました。副賞でイギリス旅行にも行かせてもらい、同誌で連載を執筆したり、オーガニックにこだわった栽培方法をまとめた著書を出したりするに至りました。

私はもともと凝り性なうえ、通説などに少しでも疑問を感じると、そのまま素通り

できずに立ち止まってしまいます。「まぁ、いいか」では、済ませられないのです。

わからないことは徹底的に調べます。バラに関しても教科書的な育て方に疑問を感じ、目の前のバラをひたすら観察し、その理由と対処法を調べたり、考えたりしながら、試行錯誤して育ててきました。

無農薬で育てると葉が落ちやすく、確かに農薬を使ったバラに比べて成長が悪い……それが悔しくなり、ついには無農薬でも苗が驚くほど成長して花つきも非常によくなる肥料まで開発しました。

週末は休診なので、診察室の窓からバラを眺めながらアールグレイの紅茶を飲み、小鳥のさえずりや、モーツァルトの音楽を聞きつつ、患者さんのデータ入力や解析を行っています。至福のひとときです。バラ栽培と医療は無関係に思えるかもしれませんが、実は全てつながっています。バラと向き合っているうちに、植物に備わっている生命力や生物進化論にも興味をもつようになり、多くの書物を読みました。このことが、のちに動脈硬化の研究にもヒントを与えてくれました。

改めて自分の研究データを見つめたとき、一般的に言われている**動脈硬化の成り立**

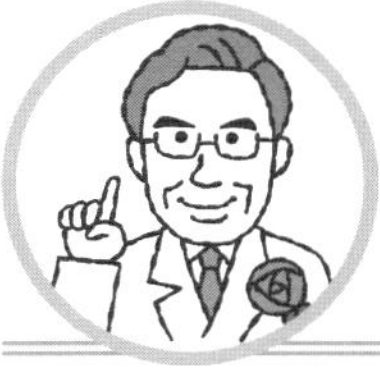

バラ栽培用の肥料開発に成功

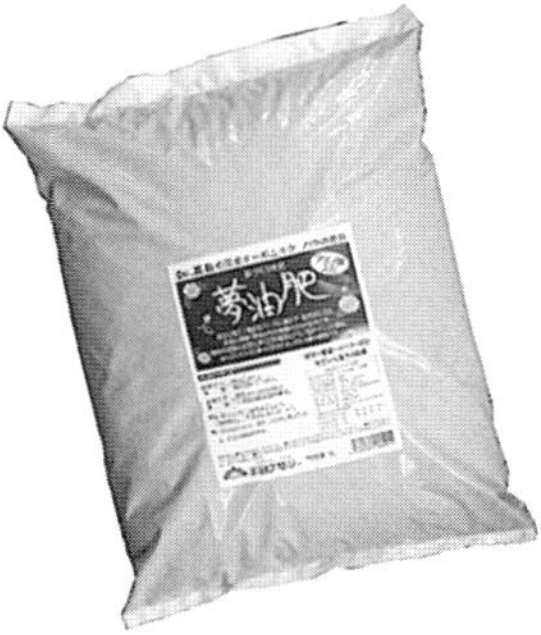

無農薬ではバラの成長が遅いという欠点を補うため、また完全オーガニックにするために、肥料の開発に没頭。食用油を発酵させて肥料にしたオーガニック肥料「夢油肥」の開発に成功した。

ちが自然の法則では説明がつかないことに気づきました。そして、**健康によいとされている食習慣が、動脈硬化を悪化させている**可能性があるのではないかと思うようになりました。

こうして医学界の〝常識を覆す事実〟をいくつも発見したのです。

肝臓病は薬で治せる。心筋梗塞も脳梗塞も、未病で治せる病に

利益度外視で動脈硬化の治療と研究を続ける

なぜ肝臓医で消化器クリニックを経営しているのに、動脈硬化の研究をしているのか、としばしば聞かれます。久留米大学に所属していた頃は肝臓医として「Majima needle」を発明し、腹部エコーは指導医の立場でしたので、そのまま働き続けることもできました。

しかし、医療が発達した現在では、肝炎の多くは薬で治すことができます。もちろんそれは素晴らしいことではありますが、私個人としては、ほぼ完成された治療法に基づいて薬を処方することには興味がないのです。むしろ、新しい薬を作る側になりたい。これはもう、わからないことを研究したい、という私の性分なのでしょう。

大学病院を辞めて、個人でクリニックを開いて12年目、先にお話しした理由で血管に興味をもつようになっていました。肝臓の治療は肝臓が悪い患者さんを救えますが、それ以外の人は対象になりません。しかし、**血管であれば、ほとんどの人に関係があります**から、**より多くの人を救える**ことになります。

そこで、患者さんたちに許可を得て、頸動脈など数か所のエコーを診させてもらい、データを収集しました。通常よりも検査に時間をかけるので、なかには「待ち時間が長い」と怒って帰ってしまう患者さんもいました。そのうえ、ひたすら研究をしたところで、クリニックの利益にはなりません。

ただ、幸い息子たちも成人して医師になりましたから、利益度外視で治療と研究を続けていたのです。

「プラークは減っていく」ことをデータが証明

診察室の私の椅子は出窓の側にあり、窓の向こうにバラの咲く庭が広がっています。

診察室にこもり、コツコツと不足データを打ち込み、検証を重ねていく作業は、他人から見たら奇妙なものでしょう。楽しいけれど、孤独。たったひとり真っ暗な宇宙にいるような感覚にとらわれます。診察室の机と椅子は、私にとってまるで宇宙船のコックピットのような場所なのです。

研究を重ね、数人の患者さんの血管プラークが減ってきたデータを見ていたある日のこと。いつものように出窓を見上げると、バラの向こうの青空がぐんぐん迫ってくる！　まるで時空を未来へ飛んでいるかのような錯覚に陥りました。

「バラを農薬から解放できただけでなく、動脈硬化まで治せる！　この先たくさんの人が不幸にならなくて済む！　全てに感謝！」

こんな思いが心の底から溢れてきたのです。

「動脈硬化は治せない」なんて嘘だ。私には確信がもてました。自分の取り続けているデータがそれを示していたからです。自分なりの答えや治療法を考えました。

これから**実際に多くの患者さんのプラークが減っている**ことを、データとともにお見せしましょう。私の考えが正しいことを証明してくれています。

脳梗塞も心筋梗塞もがんとは違う、もはや治せる病

私はまるで異端児のようなことをしています。でも個人経営の私には、昇進もない代わりに、左遷もありません。大学病院で働いていた時代に身につけたキャリアは役立っています。が、大学病院にいても、今の研究はできなかったでしょう。

最近では、本やホームページで私の研究に興味をもった若い医師が学びたいとやってきます。しかし、学んだことを彼らが働いている現場ではなかなか活《い》かせません。

私は、このような本を上梓することで、**正しい考えをより多くの人々に知ってもらい、若い人材を育てることにもつなげたい**と思っています。

動脈硬化が原因の脳梗塞や心筋梗塞で倒れた身内がいる多くの人は、自分もそうなるのではと恐怖を感じているものです。しかし、怯えることはありません。「**プラークは血管壁内に堆積した油脂であり、単なるゴミにすぎない**」。これが真実です。その〝ゴミ〟はあたかも〝がん〟のように振る舞い、あなたや、あなたの親やきょうだい、友人の健康を害しています。

そうさせているのは遺伝子ではなく、ゴミが血管壁に堆積するような食習慣を改めないご本人なのです。言い換えれば、自分自身が心を入れ替えて**プラークのできないような生活に切り替えれば、動脈硬化がもたらす病気や寝たきりの状態、突然死も防ぐことができる**のです。

プラークが消える！
生物復元メカニズムが画像で証明できた

◎本当に歳をとったら動脈硬化になるのか？

生物には、障害の原因が取り除かれれば元に戻る不思議な力が備わっています。私のクリニックの玄関には、22年前に植えたヤマモミジがあります。このヤマモミジは植えて1年目で幹が1m以上も縦に裂けて楔状《くさびじょう》に空間が生じました。

しかし、22年後の今では幹の細胞が盛り上がり、両側の樹皮が中央へのびることなく表面を正常な樹皮が覆い、見た目にはほぼ元通りの姿になりました。**生物の復元メカニズムは恐ろしいまでに強力で神秘的**です。

動脈硬化にも同じことが言えます。

私が医大を卒業した1976年頃は、「動脈硬化は加齢によって進行し、治ることはない」と教わりました。この考え方は、40年ほど経った現在もさほど変わっていないようです。

では、本当に動脈硬化は治らないのでしょうか？　歳をとったら動脈硬化になっても仕方がないのでしょうか？　加齢や生活習慣病が原因なら、なぜ20代で生活習慣病のない若者が心筋梗塞で突然死するという痛ましいことが起こるのでしょうか？

私には、**「動脈硬化は治らない」という「宿命」を前提として現在の治療法などが確立されている**ように思えてなりません。

◯現在の医学界の提唱するメカニズムが当てはまらない

現在の医学界で考えられているプラークの堆積メカニズムは、次の通りです。

高血圧や高血糖、加齢などによって血管の内皮細胞が傷つくと、血液中のＬＤＬコレステロールが血管の内膜に入り込み、酸化ＬＤＬに変化します。

すると、悪さをする酸化ＬＤＬを取り除くために、白血球の一種であるマクロファージが集まり、酸化ＬＤＬをどんどん食べて泡沫《ほうまつ》細胞となって死滅します。

その結果、血管の内膜に泡沫細胞の死骸やＬＤＬに含まれていたコレステロールや脂質が溜まっていきます。

こうしてやわらかいコブ状に膨らんだ堆積物をプラーク（粥腫）といい、プラークが溜まった状態をアテローム（粥状）動脈硬化といいます。

こうしたメカニズムが正しいのであれば、動脈硬化が改善するメカニズムを説明するのは困難です。実際に、今のところ、私の知る限りでは動脈硬化が退縮するメカニズムについての教科書的な説明は存在していません。

ところが私が実際に治療した多くの症例から、事実としてプラークは減少しているのです。**メカニズムが正しいとするならば、私の研究でプラークが減ったという事実の説明がつきません。**泡沫細胞となってプラークの元凶になったマクロファージが急に生き返って、あるいはマクロファージが急に心を入れ替えて、プラークを掃除したのでしょうか？　もしそうなら滑稽です。

同じ条件で血管を撮影。プラークは退縮する！

事実は嘘をつきません。私は、現在の教科書的なプラーク堆積メカニズムに疑問をもち、新たな仮説を立てました。私のプラーク形成メカニズム仮説が正しければ、その仮説に基づいて治療を行うことでプラークは退縮するはずです。実際に治療を行った結果は、巻頭の写真で示した通りに退縮しました（P6〜7）。

血管エコーの画像は、同じ患者さんを同じ検査機械で同じ医師（私）が撮影したものです。**同じ条件で撮影しているので、1年後あるいは数年後の血管の状態を正しく比較**できます。たとえ同じ患者さんの同じ血管であっても、撮影する場所が少しでもずれていたら、プラークが小さくなったかどうかがわからなくなります。私は、腹部エコーの指導医ですから、誰にも文句をつけられないような信頼できる血管エコーの写真を撮ることにこだわりました。

同じ患者さんの同じ血管の部位を撮影するというのは、そう簡単なことではありません。血管の同じ部位を狙ってエコーのプローブ（超音波を発生させ、反射した超音波を探知する探触子）を患者さんの肌に当てても、血管には呼吸性の移動や拍動性の動き、弾力性があるので、プローブがずれてしまい非常に難しいのです。

「血管が枝分かれする手前のこの部分」などと正確な位置を決めて、片手でエコーのプローブを動かし、モニターを見ながら、もう片方の手で撮影ボタンを押しています。押すタイミングも重要で、血管のなかには絶えず心臓から送り出された血液が流れていますから、プラークがよく見えるタイミングで撮影しています。動画を撮ってから最適なシーンを写真にするという方法もありますが、それをすると動画を見直さないといけないので、時間がかかってしまうのです。私はその場で写真に残すようにしています。**研究のための血管エコーも治療を左右するものでもあるので真剣勝負**なのです。

ガイドラインは大間違い。動脈硬化の約90％は治せる

◎「動脈硬化は血管の老化現象」は真実か？

現代の常識では、「動脈硬化は治りません」。医学や健康に関するガイドラインやホームページにもそのように記載されています。一例として、「日本生活習慣病予防協会」のホームページでのQ＆Aを紹介します（2017年7月現在。文章を一部短縮）。

Q：動脈硬化は絶対治らないのでしょうか？

A：動脈硬化は基本的には血管の老化現象と言えます。ですから、いったん進行した動脈硬化を元に戻すことは難しい。しかし、近年ではコレステロール低下薬などには、プラークを小さくしたりする作用があることがわかってきたのです。つまり動脈硬化も部分的には治せる可能性があるということです。

結局、現代においてもまだ「動脈硬化は老化現象」なのです。

例に挙げた記述では、**脂質改善薬（スタチン剤など）にプラークを縮小させる作用がある可能性を示唆しています。が、プラークを治せるという明確な証拠がないので、**いずれの公式ホームページにも「プラーク改善のメカニズム」に関する記載はありません。

仮説ありきで成り立つスタチン剤での治療

動脈硬化が老化現象であるなら、それはある程度仕方のないことであり、「動脈硬化は治らない」という考えになります。当然、治療の主眼は「動脈硬化の予防」です。だから、私が医大を卒業してから40年経つというのに、動脈硬化に関する医学が進歩しないのでしょう。

空を飛ぶ研究をしないなら、飛行機の発明はありません。同様に、動脈硬化の治療法も研究をしないなら、発明はないのです。

もし、今後、**動脈硬化を治す研究が盛んになれば、スタチン剤は不用になる**に違いありません。なぜなら、「動脈硬化は治らない」という仮説を立てて、マクロファージのせいでプラークが悪化するというストーリーを組み立てないと、スタチン剤の出る幕がないからです。

しかし、私は、動脈硬化に関する過去の教えや常識を疑い、血管エコーによるデータを積み重ねて新たな事実を得たことで、「**動脈硬化は誰にでも普通に治せる**」という結論に至りました。プラークがごく小さいうちだけでなく、大きくなって進行した状態であっても自力で治すことができます。

スタチン剤をのまないほうが、動脈硬化は治せる

私が治療をした例では、患者さん本人の希望と担当医の承諾を得たうえでスタチン剤の服用を止めてもらい、**食事療法（RAP食）とEPA製剤とビフィズス菌製剤を中心とした治療でプラークが小さくなっています**（P6〜7）。

こうした例は数名の患者さんに限ったことではありません。2013年3月1日か

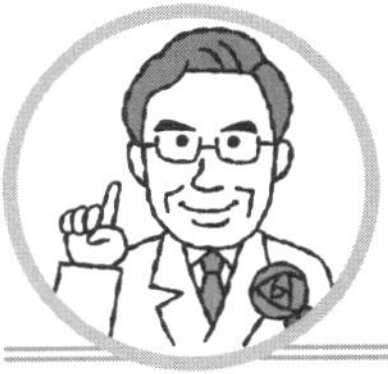

スタチン剤を止め、食事とEPA＆ビフィズス菌製剤でプラーク改善

真島クリニックでは、動脈硬化の患者さんに、担当医と相談のうえ、スタチン剤の服用を止め、**食事療法（ＲＡＰ食）とＥＰＡ製剤とビフィズス菌製剤を中心とした治療を実施している。**
プラークは誤差の少ない場所を選び、3回計測。2回以上の計測値を採用する。プラークが退縮すると、血管内腔は広がるため、血管の詰まりが取れていく。

《RAP食とEPA製剤による動脈プラーク退縮効果の検討》

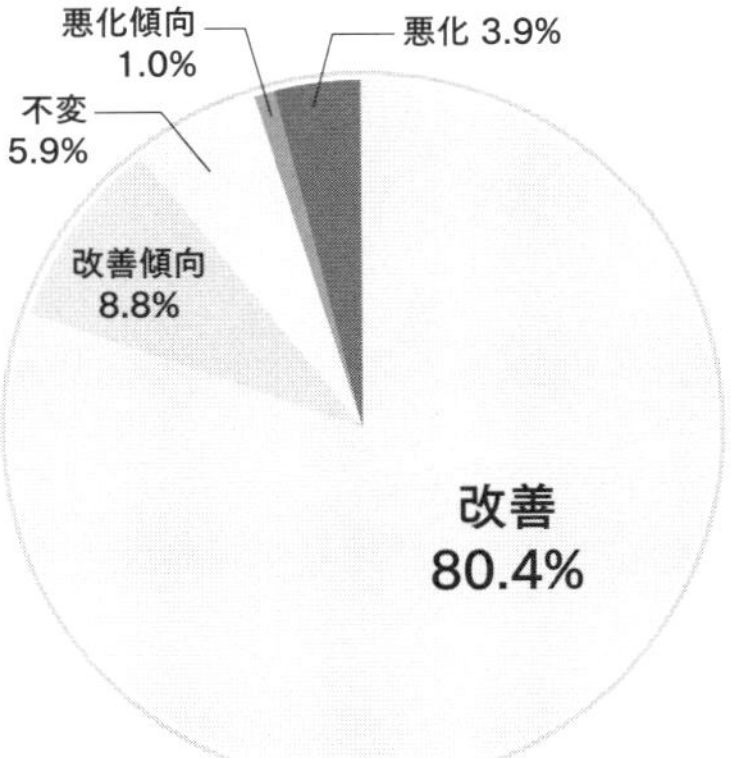

《プラーク改善の基準》

改善
- 1か所で0.3㎜以上退縮　**or**
- 1か所で0.2㎜以上退縮＆他の1か所で0.1〜0.2㎜退縮

改善傾向
- 1か所で0.1〜0.2㎜退縮

不変
- プラークの厚さに変化なし

悪化傾向
- 1か所で0.1〜0.2㎜肥厚

悪化
- 1か所で0.3㎜以上肥厚
  or
- 1か所で0.2㎜以上肥厚＆他の1か所で0.1〜0.2㎜肥厚

動脈プラークは89%治せる!!

ら２０１５年6月30日までの間に当院を受診したのべ１４１２名の患者さんのなかで、プラーク治療が必要と認められた人に、まず食事療法（ＲＡＰ食）とＥＰＡ製剤、ビフィズス菌製剤による治療を行いました。さらに２０１６年1月以降も当院を受診中の患者さん２０４名（男性97名、女性１０７名）の血管を観察したところ、「プラークが退縮（減少）したのは１６４名で80・４％」「プラークに退縮傾向を認めたのは18名、８・８％」という結果を得ています（Ｐ55）。

つまり、「**動脈硬化（プラーク）の89％は治せる**」のです。なお、２０４名のうち30名は、当院を受診時にはスタチン剤を服用していましたが、担当医の同意と本人の希望によってスタチン剤を中止しています。

この結果は、「**プラークは治らない**」**というスタチン剤を使っている多くの医師の迷信を覆すものです。スタチン剤を使わないならプラークは自分で治せる**のです。現代では奇跡かもしれませんが、未来では普通のことになっているでしょう。どうせなら、未来へ行きたいと思いませんか？

自然治癒力、白血球マクロファージが血管の汚れを掃除していた

◎悪玉は本当に動脈硬化を進めているのか?

クリニックの玄関にあるヤマモミジが幹の大きな傷を自分の力で修復したように、植物にも動物にも自然治癒力が備わっています。ですから、血管の異常である動脈硬化だって自然に治ったところで不思議ではありません。

では、なぜ「動脈硬化は治らない」と考えられているのでしょうか。そこで、もう一度、現在の医学界で考えられているプラークの堆積メカニズムを見てみましょう。

まず、大きな原因は高血圧や高血糖、高脂血症、加齢などだと考えられています。

血管の内皮細胞が傷つき、血液中のＬＤＬコレステロールが血管の内膜に入り込み、悪さをする酸化ＬＤＬに変化します。この悪者をやっつけようとマクロファージという白血球がやってきて、酸化ＬＤＬを食べて死滅させてしまいます。

死滅した状態を泡沫細胞と呼ぶのですが、血管の内膜にはいわゆる死骸となった細胞や悪者であるＬＤＬに含まれていたコレステロールや脂質が堆積していきます。この堆積物をプラーク（粥腫）、プラークが溜まった状態をアテローム（粥状）動脈硬化と呼んでいるわけです。

ＬＤＬは脂質の一種で、俗に〝悪玉コレステロール〟とも呼ばれています。ＬＤＬ値が高いと動脈硬化が進む、ということで、〝悪玉〟というニックネームがつきました。これに対して、**ＨＤＬは数値が高いほど動脈硬化になりにくいとされていること**から、〝善玉コレステロール〟と呼ばれています。このメカニズムで注目したいのは、**マクロファージは酸化ＬＤＬを食べている、**ということです。

体内の掃除屋さんマクロファージが働いているのに、血管が汚れる？

マクロファージは貪食細胞の一種であり、死んだ細胞やがん細胞、細菌、プラークなどを食べてくれる体内の〝掃除屋さん〟です。血管の研究をしている私に言わせると、神的な存在でもあり、**〝何でも食べる元気な赤ちゃん〟**のような存在でもあります。

ですから、マクロファージが本来の姿を発揮して、血管内のゴミ＝プラークを食べて掃除してくれれば、動脈硬化にはならないはずです。あるいは、動脈硬化になったとしても改善するはずです。

スタチン剤がマクロファージの働きを妨げていた

では、なぜそうならないのでしょうか。

ひとつの原因として、スタチン剤があります。スタチン剤はコレステロール値を下げる薬として広く使われています。動脈硬化が指摘されている人の多くも、スタチン剤を服用しているのではないでしょうか。

スタチン剤は肝臓に働きかけてＬＤＬの合成を抑えるので、ＬＤＬコレステロール値を下げる効果があります。

しかし、**スタチン剤はＬＤＬの合成を抑制する過程でコエンザイムQ10（CoQ10）を減少**させてしまいます。その結果として糖質や脂質が体内で有効利用されず、血管壁にプラークが溜まりやすくなるのです。

また、**スタチン剤にはマクロファージの活動を抑えてしまう**作用もあります。

つまり、コレステロール値や動脈硬化を改善する目的でスタチン剤を長期にわたって服用していても、改善効果はまったくなく、むしろ逆効果でプラークが悪化する可能性が高いのです。スタチン剤を服用することで、糖質や脂質が溜まりやすくなるうえ、〝何でも食べる元気な赤ちゃん〟であるマクロファージの活動が鈍れば、ゴミは散らかりっぱなしになり、プラークとしてどんどん溜まってしまうのです。

無駄な薬をのみ続けることは、副作用の面から考えても、コストの面から考えても、すぐに止めるべきです。**スタチン剤が登場して普及したことで、「動脈硬化学」の進歩が遅れている**気がします。

石灰化したプラークでさえも、食生活を変えれば元に戻せる

○石灰化したプラークは一生治らない、という常識を疑う

常識を疑う、ということは口で言うほど簡単なことではありません。２００８年の時点ですでに「血管プラークは治せる」と確信し、数々の症例を見てきた私でさえも、ほんの少し前までは**「石灰化したプラークは治らない」という医学界の常識を疑うことなく信じ込んでいた**のです。

「石灰化」というのは、血管壁に溜まったプラークにカルシウムなどが沈着して石のようにかたくなった状態を言います。人間ドックなどでの頸動脈エコーやＣＴ検査の結果、「血管に石灰化がある」と説明を受けたことがある人もいるかもしれません。

それは「石灰化した血管プラークがある」という意味です。その際の「４㎜」などという数字は、**石灰化したプラークの厚さ（高さ）が４㎜だということです。かたく**

なったプラークは血管内腔を狭くし、血流を悪化させます。

現代の医学界では、「一度できた石灰化したプラークは一生治らない」と言われています。一般常識では動脈硬化（やわらかい粥状プラーク）も一生治らないのですから、石灰化したプラークが治らないというのも無理はありません。

私も患者さんの血管エコーの画像を見て「石灰化が小さくなっているかも……」と何気なくつぶやくことはあっても、とくにデータもとらず、確認には至りませんでした。私自身が長年、〝石灰化したプラークは改善しないから診る必要はない〟と思っていたためです。

しかし、8年の歳月をかけてやっとわかった真実は、「石灰化したプラークも治る！」ということです。

8年経過した石灰化プラークが減っていた

この事実に気づいたのは、2017年1月のことです。ある患者さんの右鎖骨下動脈にある石灰化したプラークを、久しぶりに血管エコーで診てみました。

2008年12月には**4・2㎜だったプラークが、何と3・21㎜まで小さくなっていた**のです。「すごい！　石灰化したプラークも治るんだ！」と感動しました。この症例以降、他の患者さんでも石灰化したプラークがあればフォローすることにしました（P7）。

「石灰化したプラークも退縮する」という事実は、医学的に非常に意味のある新しい発見です。**医学の進歩の方向性を左右する発見**でもあり、動脈硬化が進んでしまったすべての人にとって朗報ではないでしょうか。

あきらめていた心筋梗塞、脳梗塞の再発も減らせる

「石灰化も治る（改善する）」ことの医学的な意味は、血管を小川にたとえるとわかりやすいでしょう。

小川の1か所に石を置き、別の1か所に石の体積と同じ量のラードをゴミ袋に入れて置いた場合、小川の水が流れるスペースはどちらの部分も狭くなります。やわらかいプラークが退縮するということは、ラードの量が減るということなので、ラードの

入ったゴミ袋は小さくなり、その場所の小川の水の流れは改善されます。

一方、石は基本的に小さくなりませんから、小川の石を置いた部分の狭窄はそのままです。

これでは、石灰化したプラークがある人は、たとえやわらかいプラークが減ったとしても心筋梗塞や脳梗塞の危険は減らないということになります。

しかし、**「小川の石も小さくなるよ」**ということが判明したのです。コツコツと努力をすれば、**石みたいにかたくなった動脈硬化（石灰化したプラーク）も小さくなり、血液の流れるスペースは広がり、危険は遠のく**ことがわかったのです。

とくに、食事療法（ＲＡＰ食）に修正を加えてきた結果、やわらかいプラークや石灰化したプラークの治り方が数年前よりも明らかに速まっている印象があります。たとえプラークが石灰化していたとしても、**食生活を変えれば血管は元の健康な状態に戻せる**のです。

自然科学の合理的な流れに逆らった考えはオカシイ！

◎間違った説を正しいものとすると辻褄が合わなくなる

「動脈硬化（血管プラーク）は治る」「石灰化したプラークも治る」という私の結論は、今の医学界ではまだ〝あり得ない〟ことかもしれません。でも近い将来、常識となることでしょう。そうなってほしいと願っています。

私が言う「治る」というのは、プラークがゼロになって血管壁がツルツルの状態になるというわけではありません。**プラークが減って脳梗塞や心筋梗塞などの血管プラーク病の危険を回避できる**、ということです。実際に私が診察している患者さんの、ほとんどのプラークが減少しています。こうした事実があるからこそ、自分が出した結論に自信をもてるのです。

事実に忠実であれ。これは、研究するうえでとても大切なことです。もし、事実と疫学調査の結果が異なっているとしたら、それは疫学調査が間違っているのです。サンプルが偏っているとか、作為的な何かが働いている、など何かしらの理由があるのでしょう。疫学調査の結果や仮説をうのみにして、それに当てはめていこうとすると、どこかで歪《ひず》みが生じます。

動脈硬化も同様で、**血管の8か所をエコーで撮影して、それぞれのプラークの増減を正確に測定した結果、プラークが明らかに減っている**から、「プラークは治る」と結論づけているのです。

しかし、現在の**一般的な動脈硬化のメカニズムは流体力学的に説明できないにもかかわらず、その説を正しいものとして疑いません。**それ故動脈硬化が退縮するメカニズムを説明できないなど、辻褄《つじつま》の合わないところが出てきてしまうのです。

○理由の理由のその理由まで考える

自然の法則に逆らっていることはうまくいきません。私は植物を育て始めたことを機に生物進化論を知って変わりました。

植物も人間も全ての研究は観察から始まります。なぜこの木は枯れたのか、きっと理由はいくつかあるのでしょう。その理由を木がしゃべってくれれば簡単にわかるのですが、そんなことはあり得ません。だから、観察するのです。**先入観なしに観察することで、枯れた原因がわかったり、新たな発見があったりする**のです。

また、ひとつの理由で納得してはいけません。**理由の理由のその前の理由まで考えようとすることが大事**です。たいていの人は、ひとつ理由がわかれば納得してしまいます。三つか四つ前の理由までわかれば、ノーベル賞をもらえるかもしれません。

○人間も自然の一部、「なぜ」を重ねて合理的な理由を探る

例えば、「葉っぱはなぜグリーンなの?」と聞いたら答えられますか? 「葉緑素があるから」ですね。

では、「なぜ葉緑素があるとグリーンに見えるの?」。そう聞かれたら、葉緑素を研究しないといけません。天然の葉緑素の多くはマグネシウムを中心にもつ構造をしています。それが太陽光線を浴びて緑に見えるということは、光の三原色は赤と青と緑

色ですから、このうち赤（と青）が反射しなければ（吸収されれば）緑に見えます。

では、なぜ葉は赤を吸収するのでしょうか。赤はもっともエネルギーの高い色です。葉がエネルギー効率の高い赤を吸収するために、葉緑素の構造ができていると考えられるのではないでしょうか。

では、春の新芽が赤い色をしたモミジ（春モミジ）は後からグリーンに変わりますが、これはなぜなのでしょうか。きっと何か理由があるのでしょう。こういうことを考えていたら眠れなくなりますが、真実を知ろうとすることは楽しいことでもあります。ひとつの理由だけで納得してしまっては、研究は進まないのです。

自然の仕組みは精巧にできています。知れば知るほど、自然の神秘的な力に驚かされます。**人間も自然の一部です。自然科学の合理的な流れに合わないことは正しくない可能性が高い**のです。

医学界の進化を止めるガイドライン。思考停止の医者が増えている？

◎ガイドラインは必要、でも絶対ではない

常識を疑う気持ち、真実を知りたいという好奇心、理由の理由まで考えようとする探求心、これらは医学の発展に欠かせないことです。

医学界の常識とされているものに、「ガイドライン」があります。病気ごとに治療法のガイドラインが定められていて、通常はそれに従って薬を使う、手術をするなどの治療が行われます。ガイドラインがあることで、日本中にいる大勢の医師が患者さんに対して一定のクオリティの治療を行うことができます。医師の思想によって治療法が大きく左右されてしまうようなことはありません。ですから、ガイドライン自体は必要なものです。

しかし、ガイドラインに書かれていることが全て正しいのでしょうか。医師として

は、疑う目をもつことも必要です。ガイドラインも人間が作ったものです。正しいこともあれば、それほど深く真実を追究せずに決められたものもあるでしょう。ある時代ではよいと思っていた治療法が、医療の進歩によって否定されることも少なくありません。ガイドラインは絶対ではないのです。

矛盾を追究することなくスタチン剤が普及している

動脈硬化に関して言うならば、現在信じられているメカニズムでは全てを説明することができません。つまり、間違っている部分があるということです。

何度もくり返しますが、現在のメカニズムでは「動脈硬化は治りません」。けれども、**私が治療をした数々の症例では実際にプラークは小さくなっているのですから、「動脈硬化は治る」**のです。

この矛盾を追究することなく、誤ったガイドラインに従った治療法をしていても効果があがるわけはありません。

実際に、スタチン剤が普及しているというのに動脈硬化の患者さんは一向に減っていないのです。それならば、**スタチン剤には動脈硬化を改善する作用がない、と考えるのが普通**ではないでしょうか。

しかし、ガイドラインは何人もの有能な医師たちが議論をして決めるので、一度決まったものはすぐには変えられません。そして、医師たちの多く、とりわけ若い医師たちは、ガイドラインを疑うことをしません。

「オカシイ」と感じたとしても、ガイドラインにこう書いてあるからこうすればいいんだ、と思考を止めてしまうのです。「ガイドラインに載っていたから」と言えば、責任を逃れることができます。

◎データを元に「動脈硬化は治る」という考えを広めたい

恐らく、スタチン剤もこのようにして広く普及しているのだと思います。スタチン剤を服用してＬＤＬコレステロール値が下がっていればよいわけです。ただし、薬でＬＤＬが下がったからといって実は動脈硬化のリスクが大きく減るわけではありません。**ＬＤＬは動脈硬化の真犯人ではない**からです。

真実を追究することなく決められたガイドラインは、若い医学者の志の芽をつむことになります。何より、患者さんを救うことにつながりません。

私は幸いにも「動脈硬化は治る」というデータを集めることができました。事実を述べることで、常識を変えていきたいと思っています。医学では、最初は〝この人しかできない〟と言われていた技術でも、時間が経てば誰でもできるようになります。**新しい考えや治療法に飛び込むかどうか**だけなのです。

第2章以降で、私が集めたデータや分析した結果をお伝えします。事実を知ったうえで今後どのような対策をとるのかは、あなた自身が決めることです。

第2章

高血圧の原因も油。コレステロールも塩分も血管病には無関係

血流は川の流れ。川底の砂のように血管に脂肪の極小粒が溜まっていく

◯血管はかたくてもやわらかくても「よかろうもん」

「動脈硬化」は、心筋梗塞や脳梗塞といった恐ろしい血管プラーク病を引き起こします。**動脈硬化を予防、改善することが、元気で長生きするための秘訣**になります。そのためには、敵（動脈硬化）を正しく理解することが重要です。敵を知らなければ、対処することはできません。

しかし、残念ながら、動脈硬化を正しく理解している人はほとんどいません。一般的には動脈硬化という名称から、「血管がかたくなる病気」だと思っている人も多いでしょう。確かに、加齢に伴って血管はかたくなります。いつまでも10代の頃のような肌ではいられないのと同じです。

では、歳をとって肌がしなやかではなくなったからといって、何か問題があるでし

ょうか。美的な面を気にする人はいるでしょう。けれども、外界の刺激から体を守るといった皮膚としての役目は果たしています。

血管も同じです。歳をとって血管のしなやかさが減っても、血液を流す、という血管本来の役目を果たしていれば充分。「血管がかたかろうが、やわらかろうが、どげんでもよかろうもん（どっちでもいいじゃないか！）」です。

◎プラークは超微粒子の脂肪滴が血管壁内に堆積したもの

動脈硬化とは、単純に血管壁の内側に超微粒子の脂肪滴が堆積し、血管が肥厚した状態。それだけです。**血管壁が内側へ厚くなるために血管内腔が狭くなり、血流が悪くなったり、ひどい場合には血流が途絶えてしまったり**して、血管プラーク病を引き起こします。

このプラークを減らすなり、除去するなりするには、プラークが生じるメカニズムを知らなければなりません。しかし、ここに問題があるのです。

医師たちの多くは、定説である「動脈硬化のメカニズム」に矛盾があるにもかかわらず、これを信じ、これにのっとって対処しています。それでは動脈硬化の患者さんは減りません（かくいう私も、前著を上梓した２００９年の時点では、定説を信じ込んでいました）。

定説である動脈硬化のメカニズムは、まとめると次の三つです（Ｐ10）。

①高血圧や糖尿病などで血管の内皮細胞に傷がつく。
②傷ついたところから、血中のＬＤＬコレステロールが内膜に入り込む（ＬＤＬコレステロールは酸化ＬＤＬに変化）。
③白血球マクロファージが内膜に入り込み、プラークを形成。

つまり**定説における動脈硬化の最大の犯人は、ＬＤＬコレステロール**となります。

ところが最近では、「動脈硬化の本態はコレステロールではなく、炎症である」と学説が変更されています。私自身は、その炎症に至る前の物理学的な生体の変化に着目しています。私が多くの患者さんの動脈を血管エコーで診て、経年変化も追い、そのうえで導き出した結論は次のようになります。

プラークとは、超微粒子の脂肪滴が流体力学的作用で、正常な血管内皮細胞同士の隙間（間隙《かんげき》）を通り抜け、血管壁内に堆積した構造物。要するに**血管に溜まった油汚れ**です。プラークができたのちに、アルコールや高血糖、流体によるストレスで血管内皮細胞が傷つき、炎症や出血などが生じ、石灰化に至る場合もあります。

したがって、**血液中の超微粒子の脂肪滴が減り、血管壁に加わるストレスが減れば、異物や老廃物を食べてくれるマクロファージの働きによりプラークは減少**します。すでに石灰化しているプラークでさえ減少します。

◎良質か悪質かは関係なく、油は全て動脈硬化の原因になる

川底をイメージしてみてください。物理の法則に従えば、**川底の砂のように、比重が重い超微粒子の脂肪滴ほど血管壁のなかへ堆積しやすい**と言えます。

物理学的に考えれば、川底に堆積する際の砂の質は関係ありません。つまり、超微粒子が酸化（酸素原子が結合）しても粒子のサイズは変わりません。微粒子の脂肪滴であれば自然と溜まります。細胞と細胞の隙間（血管内皮細胞間隙）に入り込んだ超微粒子の脂肪滴は、正常な血圧の水圧・水流によって、後から次々と押され、流体力

学的に血管内膜や中膜に入り込んで溜まり、プラークを形成するのです（P11）。

このメカニズムで考えた場合、**LDLコレステロールが酸化LDLに変化すること**も**関係なく、マクロファージの介在もありません。**これらなしにプラークは生じます。

このことはとても重要です。動脈硬化を改善するための食生活や治療法にもかかわってきます。たとえ**良質だと言われる油であっても、油である限り動脈硬化の原因になる**のです。

◎多くの医師が血管病の人には食事指導をしない訳は？

別の視点から、現在信じられている動脈硬化のメカニズムの学説を読み解くと「動脈硬化の発症には食事は一切関与なし」「高血圧や高脂血症、糖尿病などが動脈硬化を進行させる」……こんなふうに医師は教育を受けています。

担当医は、まず薬で原因の病気を何とかしようと考えるものです。そのため動脈硬化の食事療法にはあまり関心がないのでしょう。

動脈硬化のメカニズムを正しく理解することが、真の治療につながっていくのです。

高血圧も悪玉LDLコレステロールも動脈硬化の原因にはならない

◎動脈硬化に関する常識はどれも疑わしい

動脈硬化に関する常識は、どれも疑ってかからなければいけません。私は日頃から動脈硬化の患者さんを多く診察していますが、ほとんどの患者さんは高血圧を心配しています。「高血圧だから動脈硬化になったのではないでしょうか」と言うのです。

確かに、「動脈硬化の原因のひとつは高血圧である」と一般的には言われています。

私は、プラーク形成のメカニズム（定説）の誤りに気づき、自分なりに研究した結果、「比重が重い超微粒子の脂肪滴が血管壁のなかへ堆積したものがプラークである」という結論にたどり着きました。「LDLが変化した酸化LDLをマクロファージが食べて……」という定説よりもシンプルで、理にかなっていると言えます。この理論で考えると「高血圧が動脈硬化の原因になる」ということにも疑問が生じるのです。

もし、本当に**高血圧が原因で動脈硬化（プラーク）になるのであれば、薬で血圧を下げればプラークは減るはずが、実際にはそうなりませんでした。**

では、高血圧と動脈硬化はまったく関係がないのかというと、そうでもありません。血管壁内にプラークが溜まっていれば、血管内腔が狭くなり、血流が悪くなります。すると、全身のすみずみに充分な血液を届けるために心臓は出力を上げます。その結果、血圧が高くなるのです。

つまり、**高血圧は動脈硬化の原因にはならないけれど、動脈硬化は高血圧の原因になる**のです。この違いを明確にすることは、意味のない治療をしないために、重要です。

また、高血圧同様、患者さんたちが気にしていることに、ＬＤＬコレステロール値があります。「悪玉のＬＤＬコレステロールの数値が高ければ動脈硬化が進む」というのが定説ですが、これも否定できます。

私は、多くの患者さんから血管プラークとＬＤＬコレステロール値のデータを集めて分析しましたが、**ＬＤＬ値が高いこととプラークの肥厚には、とくに男性で有意な関係は見られなかった**のです（Ｐ１１９）。

今も昔も、動脈硬化の原因は「油と脂」だった

動脈硬化は排水管の内側に油汚れがついた状態

動脈硬化の原因であるプラークとは超微粒子の脂肪滴が流体物理学的作用で血管壁内に堆積した構造物です。

難しく聞こえるかもしれませんが、脂肪滴というのは「油（油脂）」のことです。台所で料理や洗い物をするときに、シンクに油をたくさん流すと、やがて排水管の内側に油汚れがへばりつきます。それと似た状態が血管にも起こっているわけです。

「油脂」が動脈硬化の原因である、ということは、今も昔も変わりません。

【昔（大正から昭和中期）】

——昔は戦前・戦中・戦後のストレスからアルコール多飲者も多く、酒を飲めなけ

れば、甘党での糖分摂取過多に陥り、一部の裕福な人では、脂の乗った大型魚や肉の多食などが主な動脈硬化の原因だったと考えられる。

1972年に出版された『長寿村ニッポン紀行　食生活の秘密を探る』（女子栄養大学出版部発行、近藤正二著）に、このように記載されています。動脈硬化のメカニズムは現代も同じです。

【現代（昭和後期から平成時代）】

昔と比べて現代は、揚げ物、油炒め類の料理を食べる機会や、脂身の多い肉の摂取も増えています。オリーブオイルを始めとするさまざまな油をドレッシングに使ったり、麺類、パン類につけて食べたり、またバターやマーガリン類を使用した食品を摂取するといった食習慣へと変わりました。

昔は和食が基本でしたが、現代は洋風の食生活へと変貌を遂げたのです。

その結果、動脈硬化のメカニズムは昔と変わらないものの、動脈硬化を原因とする血管プラーク病にかかっている人の数は激増し、動脈硬化（プラーク）の進行するスピードも格段に速くなっています。

そのために、脳梗塞や脳出血、心筋梗塞を若くして発症する例も増えてきています。

◎昔は高脂質食品を食べる機会が少なかったから加齢が原因とされた

昔の日本では裕福な人が少なく、脂の乗った魚や肉、バターなどの高脂質の食品をとる機会が少なかったため、**動脈硬化がゆるやかに進行していた**のではないでしょうか。動脈硬化の原因として、加齢の影響が大きいと考えられていたのです。

しかし、血管プラーク病が激増している現状を踏まえて考えると、実は**動脈硬化は加齢とあまり関係なく、昔も今も、動脈硬化のメカニズムは同じ**であると理解するのが妥当です。

つまり原因は「油と脂」です。そして、健康寿命はT－maxが表す「全身の動脈プラークの総量（総プラーク量）」に左右されるのです（P8）。

甘い物や酒で中型の油の粒も血管壁に入り込み、動脈硬化が悪化

◎甘い物を過食すると、プラークの石灰化を招くことも

動脈硬化の犯人は「油と脂」です。単純に食べ物から油や脂をとりすぎると、血管内にプラークが溜まっていくのです。

「私はお肉や揚げ物を食べていないから大丈夫だ」と安心する人も多いのですが、油断は禁物です。**肉や揚げ物を控えている人でも、動脈硬化が進行しているケースは多々ありました。**

私は患者さんの血管プラークを測定するとともに食習慣についても詳細に尋ねています。すると、そのような患者さんたちは、甘い物好きや酒好きのことが多いのです。

ケーキ、まんじゅう、菓子パンなどの甘い物に目がない人のプラークがどうなるのか、仮説を立てました（P87）。

まず、甘い物を過食すると、食後に血糖値が急激に上昇します。続いて、血管内皮細胞が萎縮、血流量が増大し、血液成分のバランスを取ります。血管内皮細胞同士の隙間が広がり、血管が拡大すると、さらに内皮細胞同士の隙間が拡大し、血管壁内に中小の脂肪滴が入り込みます。

こうしてプラークが形成されます。そして、**流体によるストレスが大きい大動脈のカーブ部分や分岐部では、プラークの石灰化が進行する**のです。

たまの飲酒でも血管に脂質が1か月以上堆積しやすくなる

では、お酒を多く飲む人の場合はどうでしょうか。これも仮説ですが、**アルコールをたまにでも多飲すると、血管内皮細胞が変性・萎縮・炎症・出血・石灰化を起こします。**そして、血管内皮細胞の隙間が拡大し、その状態が1か月以上持続します。そのため、**血管壁内に中小の脂質が堆積し続ける**のです（P87）。

たまにというのがポイントです。「毎日のように飲みすぎているわけではないのだからいいだろう」と思っている人が多いのですが、**たまに飲みすぎるだけで、プラー**

クが溜まりやすい状態が継続してしまいます。

ですから、１日くらい飲むのを止めたところで、プラークが溜まるのを止められるわけではありません。**1～2か月くらい禁酒をしてやっと、血管内皮細胞の萎縮などが改善**してくるのです。

甘い物の食べすぎ、お酒の飲みすぎは、血管内皮細胞間隙を広げます。そのため、**血液中の超微粒子の脂肪滴だけでなく、それよりサイズが大きい中小の脂肪滴まで入り込むため、プラークがどんどん形成されてしまう**のです。

◯動脈硬化はあっても、静脈硬化はない

ちなみに「糖尿病や炎症で血管内皮細胞が傷つき、ＬＤＬコレステロールなどが血管内皮下に溜まり、プラークが生じる」というのが定説です。もしそうなら「静脈硬化」にもなるはず。真島理論では、微粒子の脂肪滴が血液の高水圧（正常血圧）流に擦《こす》られ、次々と正常な血管内膜・中膜へ溜まり、これがプラーク（動脈硬化）となります。静脈は動脈より桁違いに血圧が低いので、静脈プラークが形成されないのです。

甘い物を食べすぎたときのプラーク形成

甘い物を食べると、血糖値が上昇し血管内皮細胞が縮まり、血流が増えて血管は拡大する。血管内皮細胞同士の隙間が広がり、中・小型の脂肪滴まで入り込む。

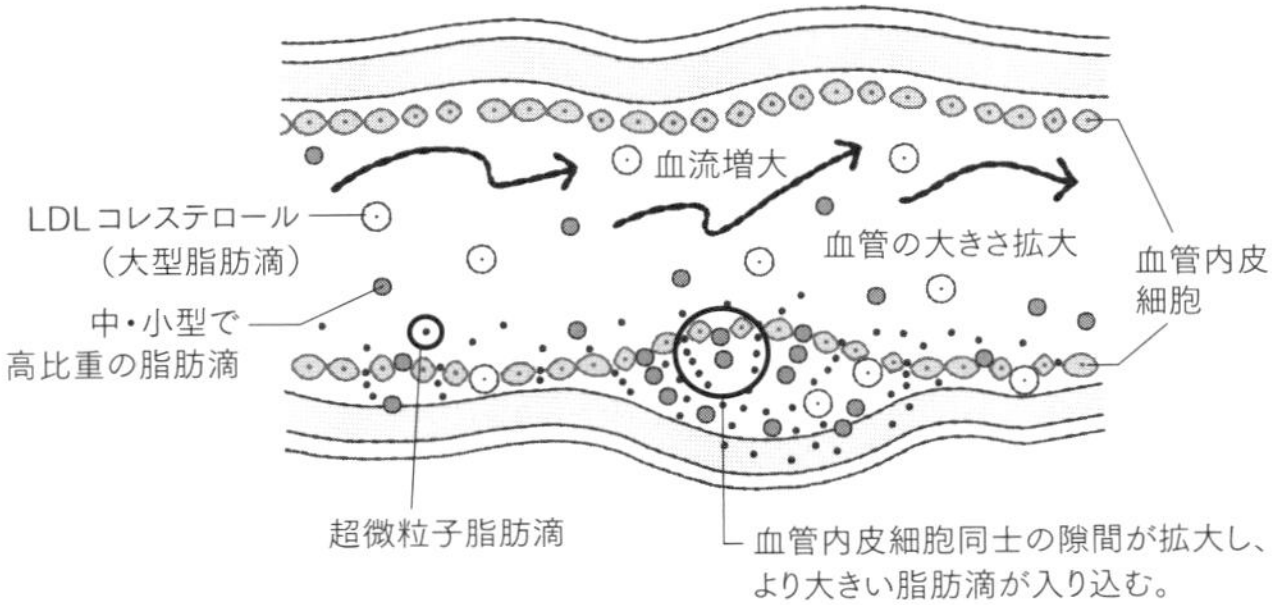

酒を飲みすぎたときのプラーク形成

酒を飲みすぎると、血管内皮細胞が変性・萎縮・炎症・出血・石灰化。1か月近く血管内皮細胞同士の隙間が拡大したままになり、中・小型の脂肪滴が溜まっていく。

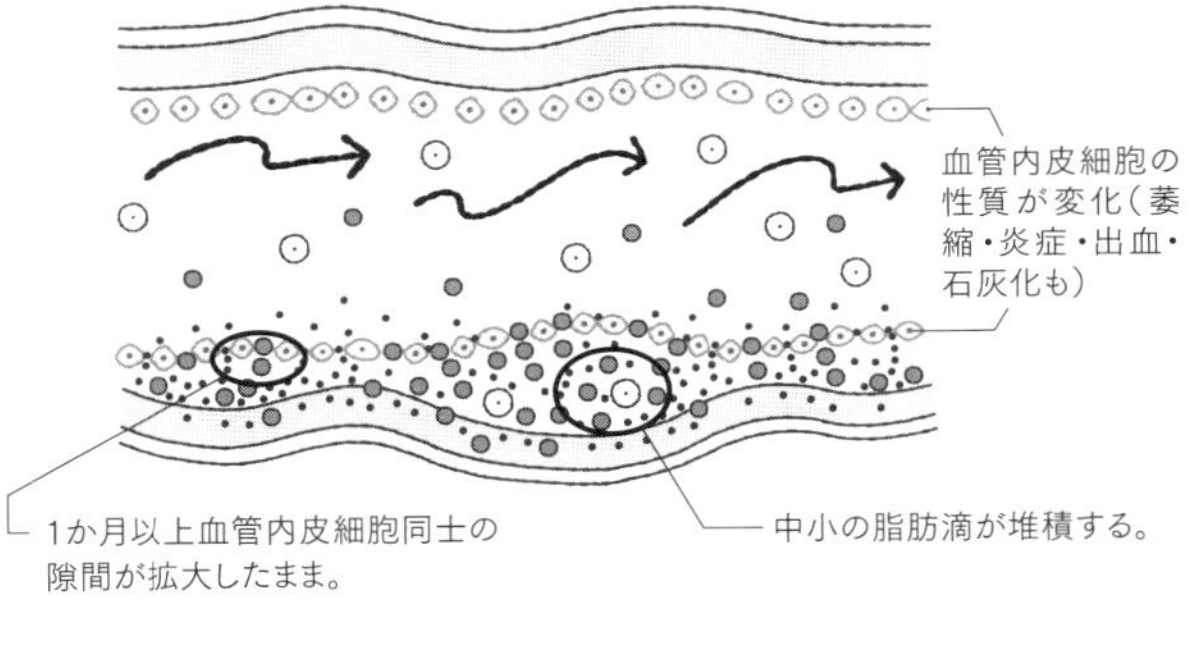

血管プラークが高血圧からがん、心臓病まであらゆる病気を引き起こす

○動脈硬化からがんが発生することも

さて、かつてのクラスメイトと65歳を過ぎてから同窓会で集まると、男性も女性も病気の話題が主なテーマとなりがちです。いろいろな病名が乱れ飛びますが、ほとんどの病気の根源は同じ。おわかりのように、動脈硬化です。

左の表をご覧ください。動脈硬化の進行と、それに伴って発症する可能性がある病気を示したものです。これは私の空想ではありません。科学的根拠（多くの患者さんの血管エコーや病状など膨大なデータを基に研究した結果）に基づいたものです。

油や脂のとりすぎ、菓子の食べすぎ、酒の飲みすぎといった食生活を送っていると、動脈の内側の壁のプラークが厚くなり、血管内腔が狭くなって血液が流れにくくなります。すると全身の血流が悪化し、体の各組織に充分な酸素が運ばれなくなります。

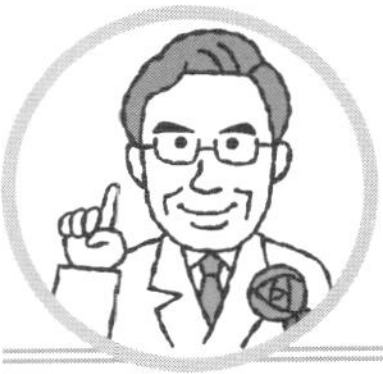

動脈硬化が引き起こす さまざまな病気

プラーク量	初期症状	起こりやすい病気
レベル1 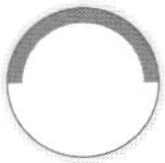	血管内腔が狭まる	高血圧、安静時狭心症
	組織の低酸素	肩こり、こむら返り、脊柱管狭窄症、前立腺がん、大腸がん、肝臓がん、乳がん
	クレアチニン上昇	腎障害
レベル2 	脳血管拡張	三叉《さんさ》神経痛《しんけいつう》、舌咽神経痛
	脳血流障害	うつ病、頭痛、立ちくらみ、朝のめまい、一過性黒内障、睡眠時無呼吸症候群(SAS)、顔面神経《がんめんしんけい》麻痺《まひ》、眼筋麻痺、複視(二重に見える)
	下肢血流障害	下肢動脈閉塞、歩行時足痛、足趾壊疽《そくしえそ》
レベル3 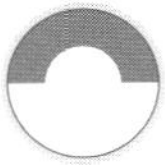	目の血流障害	加齢黄斑変性、網膜静脈閉塞症、網膜動脈閉塞症、視力低下、失明
	心筋虚血	不整脈(心房細動)
	動脈壁の劣化	大動脈解離、脳出血、くも膜下出血、大動《だいどう》脈 瘤破裂《みゃくりゅうはれつ》、腎不全
レベル4 	脳動脈プラーク肥厚	認知症、脳梗塞、脳梗塞の再発、一過性脳虚血発作(TIA)、一過性全健忘
	大動脈プラーク肥厚	大動脈弁狭窄症・閉鎖不全症
	冠動脈プラーク肥厚	労作時狭心症、心筋梗塞、心筋梗塞の再発

＊レベルと症状・病気の関係を大まかに分類

さらにプラークの厚さが増すと、血管内腔はますます狭くなり、血管が詰まってくるのです。

こうした過程において、**組織が低酸素状態になると肩こりやこむら返りが生じたり、さまざまながんが発生したりする**ことも。

腎臓の細動脈にプラークが溜まると腎臓の病気に、また脳への血流が悪化すると頭痛や目の異常、顔面神経麻痺、うつ病にまでつながるのです。

血管は全身に張りめぐらされていますから、歩行時の足の痛みからくも膜下出血まで、ありとあらゆる病気の原因となります。

また、そもそもの発端である油や脂や糖分、アルコールのとりすぎといった食習慣は、肥満、高血圧、糖尿病を引き起こします。ここには全ての病名を挙げきれないので、表で確認してください。

プラークが消えれば病気も消える

すでに動脈硬化を指摘されている人のなかには、プラークがこんなにも凶悪であることを知り、悲観している人もいるかもしれません。

けれども、よいほうに考えてください。プラークを縮小あるいは消去すれば、これらの病気も治るということです。**プラークをなくすには、その発端である自らの食習慣を改めればよい**のです。

もし旧友が前出の表に当てはまる症状や病名を話題にしていたら、ぜひ教えてあげてください。その病気は身から出た錆《さ》び（プラーク）が原因で生じているということ、さらに怖い病気がやってくる前触れであるということを。ただし、あきらめることはありません。食事を変えれば動脈硬化は治せます。若かりし頃の健康な血管に戻すことができるのです。

あなたの忠告が、友人の運命を変えるかもしれません。

血管プラークが減っていくと、降圧剤がいらなくなる

○プラークを減らせば高血圧も改善

動脈硬化も高血圧も、同じ食習慣を土台として発症します。ただし、高血圧だから動脈硬化になるわけではありません。だから、薬で血圧を下げても血管プラークは減らなかったのです。その反対に、血管プラークが減ると高血圧は改善するのです。

〈ケース〉他院で出された降圧剤が減っていった

当時71歳・男性の症例です。過去の病歴を聞くと、53歳のときに降圧剤を1種類服用し始めましたが、このときすでに右鎖骨下動脈に2・5㎜ほどのプラークがあったと推定されます。その後、プラークの厚さが増すにつれて降圧剤は3種へと増えていきました。そして、当院を受診した2010年、71歳の時点では、右鎖骨下動脈のプ

ケース 動脈硬化と高血圧が改善 71歳・男性

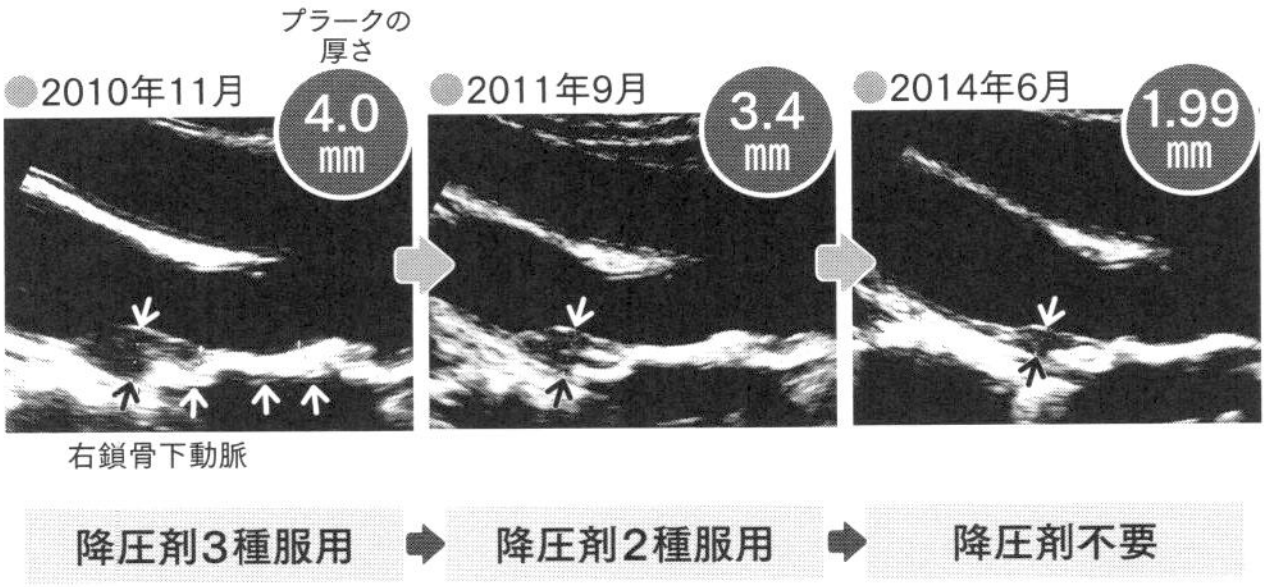

ラークは4・0㎜にもなっていたのです。

治療を開始して約10か月後、プラークが小さくなってきました。同じ頃に、他院で出されていた降圧剤は2種に減りました。さらに1種へ、そして2014年6月には**プラークは1・99㎜にまで縮小し、降圧剤も不要**になりました。

この患者さんのプラークは、降圧剤服用前から堆積していたと考えられます。プラーク量と降圧剤の量は比例しています。高血圧で動脈硬化になるのではなく、**動脈硬化（プラーク）が原因で高血圧になると考えるのが合理的**なのです。

高血圧の二大原因はプラークと肥満。降圧剤に頼らず、血圧を下げることができる

◎肥満だと血管が細くなり、血流が悪くなる

高血圧は血管プラーク（動脈硬化）が原因で起こると述べましたが、もうひとつ重要な原因があります。それは、肥満です。

肥満の体は、**厚いボディースーツを着込んでいるようなもので、毛細血管が圧迫されるので血管内腔が細くなり、血液の流れが悪くなります。**そのため、血管プラークによって血流が悪化したときと同様に、心臓は出力を上げなければならず、血圧が高くなってしまうのです。

例えば一時的に脳に血液が流れなくなり意識を失う一過性脳虚血発作や、脳梗塞を発症したときにも心臓の出力は上がります。でもそれは心臓が脳梗塞を防ごうとして血圧を上げているからで、自己防衛反応の結果です。原因ではありません。

もちろん心が動揺して、自律神経の作用によって血圧が上がることもあるでしょう。

いずれにしても、**先に血圧が高くなり、脳梗塞になったわけではありません。**原因と結果の正しい事実確認はとても重要です。

◎たとえ降圧剤を服用していても、プラークを減らせば止められる

一般的な**高血圧（本態性高血圧）は、血管プラークが原因で生じる物理学的現象、要するに「結果」**なのです。降圧剤で血管を広げ、血圧を下げても、プラークが改善するはずはありません。脳梗塞や心筋梗塞は血管プラークによって起こるのですから、それらを降圧剤で予防できる道理もありません。

ただし、家庭血圧で最高血圧（収縮期）が150㎜Hgを超える人は、脳出血やくも膜下出血を予防する意味において、薬で血圧を下げておく必要があります。

その場合でも一生薬をのみ続ける必要はなく、プラークを減らす努力を続けて血圧が下がり、なおかつプラークが減少した場合には、薬を止めることも可能です。

◎高血圧の原因がプラークと肥満だと断言するには

私は動脈硬化の研究の過程で、「高血圧の主な原因は肥満あるいは動脈硬化（血管プラーク）である」という仮説を立て、正しいかどうかを検証しました。

〈実証1〉高血圧の人は肥満なのか？

「高血圧の原因は肥満」という仮説を証明するため、血圧値と肥満度を示すＢＭＩ値との関係を調べました。男女別に平均年齢をほぼ同じくして、血管プラークの影響を排除するために血管プラークがほとんどない人を選んで検討しました。その結果、**高血圧の人は高血圧ではない人よりも明らかに肥満状態である**ことがわかりました。

〈実証2〉肥満の程度が増すと、高血圧になりやすいか？

こちらもプラークの影響を排除するために、プラークがほとんどない人を選んで検討しました。その結果、**ＢＭＩが上がるにつれて、高血圧になる割合も階段状に増加**

実証1 高血圧とBMI（肥満度）

血圧	男性（301名）		女性（622名）	
	BMI	平均年齢（歳）	BMI	平均年齢（歳）
高血圧	**26.3**	**50.7**	**23.5**	**59.9**
正常血圧	23.6	50.5	21.8	59.7

＊男女ともに40歳以上で動脈硬化が進行していない症例を集め、検討
＊高血圧は男性40名、女性87名
＊BMI＝体重kg ÷（身長m）^{2}　BMI25以上は肥満

実証2 BMI（肥満度）と血圧の関係

BMI	男性（267名）		女性（840名）	
	高血圧の割合（%）	平均年齢（歳）	高血圧の割合（%）	平均年齢（歳）
25以上	**21.1**	**49.1**	**17.7**	**55.5**
23.0〜24.99	15.9	49.2	11.4	55.5
21.00〜22.99	10.7	49.1	8.2	55.4
18.5〜20.99	4.3	49.2	6.3	55.6
18.5未満	0.0	49.7	4.7	55.5

＊男女ともに40歳以上で動脈硬化が進行していない症例を集め、検討

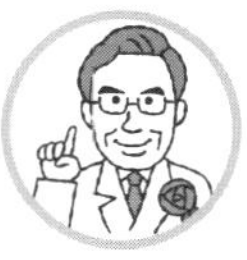

ある集団の平均年齢が2〜3歳でも高くなると、平均のT-max値は高値になるため、それぞれの集団の平均年齢が可能な限り同年齢になるように対象年齢を制限している。いずれもT-max ≦5.0㎜の症例。

していました。

肥満度が上がると皮下脂肪などによって物理的に血管を圧迫する抵抗が高まり、それに負けないように血液圧（血圧）を心臓が上昇させている生体反応が読み取れます。

また、女性の場合も同様に、肥満度が上昇するにつれて、高血圧の頻度が階段状に上昇しました。プラークがほとんどない痩せ型の人は、物理学的に考えて、高血圧になるはずがありません。しかし、とくに女性の場合、ＢＭＩが18・5（痩せ型）の人たちのなかにも高血圧の人が目立ちます。これらの人々は、自律神経の影響が考えられます。**女性の場合、高血圧の５％前後は自律神経失調状態が原因**と考えられます。

◎高血圧の原因は血管プラークだと断言するには

次は「高血圧の原因は血管プラークである」という仮説に対する実証です。

〈実証３〉高血圧の原因は、動脈の血管プラークなのか？

肥満ではない人たちを対象に、高血圧の人のプラークの総量Ｔ－ｍａｘ（動脈プラ

実証3 高血圧と総プラーク量（T-max）の関係

血圧の状態	男性（490名）		女性（703名）	
	T-max値（mm）	平均年齢（歳）	T-max値（mm）	平均年齢（歳）
高血圧	**10.32**	**65.8**	**8.06**	**67.8**
正常血圧	8.89	65.8	7.01	68.0

＊男女ともに40歳以上でBMI22未満の症例を集め、検討
＊高血圧は男性176名、女性243名

実証4 BMI22未満の症例における総プラーク量（T-max）と高血圧との関係

T-max値	男性（434名）		女性（890名）	
	高血圧の割合（％）	平均年齢（歳）	高血圧の割合（％）	平均年齢（歳）
8.00mm以上	**38.3**	**66.8**	**38.5**	**69.1**
6.50～7.99mm	23.3	67.0	37.4	69.1
5.00～6.49mm	17.6	66.2	24.5	68.8
5.00mm未満	0.0	66.2	9.7	69.0

＊男女ともに40歳以上でBMI22未満の症例を集め、検討
＊高血圧は男性145名、女性305名

ーク総合指数）と、高血圧ではない人のＴｍａｘ値を比較しました。

その結果、**男女ともに高血圧の人のほうが、高血圧ではない人よりもＴｍａｘ値が明らかに高値**でした。高血圧に先行してプラークの厚さが増しているため、高血圧の原因は血管プラークであることを証明できました。

〈実証４〉血管プラークの程度が進んでいる人ほど高血圧になるのか？

男性では、Ｔｍａｘ値が上昇するほど（血管プラークが進行しているほど）、高血圧の割合が段階状に増えます。これは血管プラーク堆積と高血圧との関係が、単なる物理学的な関係であることを示唆しています。

女性でも同様に、Ｔｍａｘ値が高くなるほど、高血圧の割合は高くなります。

このように年齢が同じ集団において、血管プラークが溜まるにつれ高血圧の割合が高まるわけですから、「高血圧が持続することによって、血管プラーク（動脈硬化）が進行する」のではなく「**血管プラークが進行することによって高血圧になる**」と証明できました。

◎「高血圧によってプラークが増える」説は矛盾だらけ

〈実証1〜4〉によって、高血圧の原因は、肥満または動脈硬化（血管プラーク）であり、5％前後が自律神経失調状態によるもの（とくに女性）だと結論づけられます。

そして、これらの結果から、**高血圧が持続することによってプラークが増加するという通説には非常に無理がある**ことがわかります。主に次の三つの点で矛盾が生じるのです。

①そもそもプラークは脂肪の塊です。高血圧が続くと、脂肪滴が血流中に増加するのでしょうか？

②最初の高血圧（物理現象）はどうして生じるのでしょう？

③臨床結果では、プラークが減ると血圧が低下しますが、血圧が原因でプラークが結果なら、血圧が下がるはずがありません。

高血圧に関しては、実はもっと大きな誤解があります。

塩分は高血圧や動脈硬化の真犯人ではなかった

○塩分摂取量が多い国ほど長寿国

読者のみなさんのなかには、高血圧を気にして減塩に取り組んでいる人も多いのではないでしょうか。しかし、多くの実例から検証したように、高血圧の主な原因は肥満、または血管プラークです。

では、これまで原因だと言われてきた塩分はどうなのでしょう？　驚くべきことに、塩分と高血圧は無関係なのです。

世界的に見ても、**日本を筆頭に塩分摂取量が多い国々（地域）は長寿国**です。1人あたりの塩分摂取量が多い国々（地域）は、日本、アメリカ、オーストラリア、イギリス、香港、カナダなどですが、平均寿命は、日本が1位、アメリカ28位、オーストラリア5位、イギリス26位、香港2位、カナダ12位となっています。

●1人あたりの塩分摂取量と国（地域）の平均寿命順位

国・地域	男性の塩分摂取量	女性の塩分摂取量	国（地域）の平均寿命順位
日本	12.3g（*1）	10.9g（*1）	1位（*3）
アメリカ	10.7g（*1）	8.3g（*1）	28位（*4）
香港	9.0〜10g（*2）	9.0〜10g（*2）	2位（*3）
オーストラリア	9.9g（*1）	6.9g（*1）	5位（*3）
イギリス	9.7g（*1）	7.7g（*1）	26位（*4）
カナダ	7.9g（*1）	7.9g（*1）	12位（*3）

*1　国際疫学会雑誌（International Journal of Epidemiology　2009；38：791-813）
*2　香港食物環境衛生署食物安全センター（CFS）調査：2014
*3　ウィキペディア（Wikipedia）
*4　国際連合の世界人口推計2008年版

●食塩消費量の上位県と他の食品との関係

食塩消費量順位（2008年）	県	食用油消費量順位（2008年）	アルコール消費量順位（2009年）	砂糖消費量順位（2008年）	豚肉消費量順位（2008年）
1位	青森県	9位	6位	—	2位
2位	山形県	4位	—	—	—
3位	秋田県	10位	5位	4位	1位
4位	長野県	3位	—	1位	—
5位	岩手県	—	—	—	—
6位	新潟県	—	7位	—	3位
7位	福井県	—	—	—	—
8位	島根県	7位	—	6位	—
9位	福島県	1位	—	—	9位
10位	石川県	—	—	—	—

都道府県別統計とランキングで見る県民性　http://todo-ran.com/より作成。

日本、香港、オーストラリアは、塩分摂取量が多めですが上位にランキングされていることがわかるでしょう。

◎塩分は塩罪ならぬ冤罪だった

日本国内を見てみると面白いことがわかります。食塩消費量が多い県は、食用油やアルコール、砂糖、豚肉の消費量が平均よりはるかに多いのです（P103）。

私が行ってきた「血管プラークと食習慣の研究結果」から、**食用油、アルコール、砂糖、豚肉の消費量が真犯人の可能性が大**であり、少なくとも「塩分」が犯人である根拠は消滅します。

塩分を犯人としたのは〝塩罪〟ではなく〝冤罪《えんざい》〟と言わざるを得ません。今までの動脈硬化に関する疫学調査は、塩分にのみスポットを当てた調査であり、始めから塩分を原因と決めつけた、その裏づけ調査であった可能性があります。

また、動脈硬化性疾患に関しての調査は、〝見込み捜査〟をしていたと疑われても仕方ないでしょう。「動脈硬化や高血圧の犯人は塩分」でなければならなかったのは、

戦後の食糧難から脱却しようとしていた時代に、酒類や砂糖、肉類、油類のとりすぎを脳卒中の犯人だとは思いたくなかったのかもしれません。

○塩分摂取量が減っても、秋田県の脳梗塞の死亡全国順位は1位

これはあながち間違ってはいないでしょう。なぜなら、塩分を脳梗塞の犯人と決めつけて、塩分摂取量を半減させても脳梗塞が減らなかったという実例があるからです。

食塩消費量が多い秋田県では、昭和27年（1952）に1日平均22・1gとっていた塩分量が、平成18年（2006）には11・3gと全国平均レベルまで下がりました（日本食生活学会誌 Vol. 19 (2008) ,No2 pp. 99-106)。脳梗塞による死亡の全国順位は、昭和50年（1975）が第1位（秋田県公衆衛生学雑誌　第6巻第1号2008年12月)、平成18年も第1位と変わっていないのです（都道府県別統計とランキングで見る県民性)。ちなみに平成28年も、第1位です。

この結果を見ると、「脳梗塞の真犯人は別にいる！」と考えるのが自然ではないでしょうか。

●食塩消費量の下位県と他の食品との関係

食塩消費量順位（2008年）	県	食用油消費量順位（2008年）	アルコール消費量順位（2009年）	砂糖消費量順位（2008年）	豚肉消費量順位（2008年）
47位	奈良県	—	47位	—	—
46位	兵庫県	—	—	—	46位
45位	三重県	—	44位	—	—
44位	沖縄県	—	—	—	—
43位	大阪府	41位	—	41位	—
42位	愛知県	—	42位	—	—
41位	神奈川県	44位	39位	44位	—
40位	京都府	40位	—	38位	40位
39位	東京都	47位	—	47位	—
39位	静岡県	—	—	—	—

都道府県別統計とランキングで見る県民性　http://todo-ran.com/より作成。

◎脳梗塞が多い県ほど油、酒、豚肉摂取量が多い

食塩の消費量が少ない県を調べてみると、食用油や酒類、砂糖の消費量も少ない傾向にあることがわかりました。食用油や酒類、砂糖の消費量が少なければ、脳梗塞になりにくいと思われます。だから「塩分摂取量が少なければ、脳梗塞になりにくい」というデータができあがるのです。このデータも塩分を犯人に仕立てあげるには充分な証拠です。弁護士風に言え

脳梗塞死亡率上位県と食品との関係

脳梗塞死亡率（男性・2010年）＊	県	食用油消費量順位（2008年）	アルコール消費量順位（2009年）	砂糖消費量順位（2008年）	豚肉消費量順位（2008年）
1位	岩手県	—	—	—	10位
2位	青森県	9位	6位	—	2位
3位	秋田県	10位	5位	4位	1位
4位	栃木県	8位	—	—	—
5位	福島県	1位	—	—	9位
6位	山口県	2位	—	—	—
7位	石川県	—	—	—	—
8位	新潟県	—	7位	—	3位
9位	山形県	4位	—	—	—
10位	茨城県	—	—	—	—

都道府県別統計とランキングで見る県民性　http://todo-ran.com/より作成。
＊脳梗塞死亡率：男性　「人口動態統計」年齢調整死亡率（2010年）厚生労働省

ば、塩分が犯人ではないとする証拠にはならなくても、塩分が犯人であるという証拠にもなりません。

次に、脳梗塞が多い県、少ない県は、どんな食品を多く消費しているのかも見てみました。**脳梗塞が多い県は、食用油、酒類、豚肉の摂取量が多い**のです。逆に脳梗塞が少ない傾向にある県は、これらの摂取量が少ない傾向にある県です。この傾向は、**男性の心筋梗塞や、女性の脳梗塞や心筋梗塞でも同様**です。豚肉は油の消費を誘引しているのかもしれません。

●脳梗塞死亡率下位県と食品との関係

脳梗塞死亡率（男性・2010年）*	県	食用油消費量順位（2008年）	アルコール消費量順位（2009年）	砂糖消費量順位（2008年）	豚肉消費量順位（2008年）
47位	沖縄県	—	—	—	—
46位	京都府	40位	—	38位	40位
45位	熊本県	—	—	—	—
44位	広島県	—	—	43位	—
43位	滋賀県	—	45位	—	—
42位	福岡県	—	—	—	—
41位	岐阜県	42位	46位	—	—
40位	福井県	43位	—	45位	42位
39位	神奈川県	44位	39位	44位	—
38位	兵庫県	—	—	—	46位

都道府県別統計とランキングで見る県民性　http://todo-ran.com/より作成。
＊脳梗塞死亡率：男性　「人口動態統計」年齢調整死亡率（2010年）厚生労働省

こうしたデータの検証や症例研究から、次のことが言えます。

①塩分が動脈硬化の原因と決めつける疫学調査は信憑性に欠ける。

②食塩消費量が多い国はむしろ長寿国が多い。

③食塩消費量を1952〜2006年にかけて半減できた秋田県では、脳梗塞での死亡の全国順位が下がっていない。

④当院で実施している酒類、肉類、砂糖類、油脂類を制限し、塩分を制限しないRAP食で動脈硬化の本態であるプラークを改善

できている。
⑤塩分を制限していないRAP食で血圧も低下する。
減塩しない食事で高血圧も動脈硬化も改善します。よって塩分は、動脈硬化に関して〝無罪〟なのです。

餃子で女性の大動脈疾患が急増中

また、グルメブームに水を差すようで申し訳ありませんが、一連のデータを調べていたら気になる事実に気づきました。

最近は、女性の大動脈疾患が急増中と聞きます。そこで、女性に関して、大動脈瘤および大動脈解離になりやすい県民性を調べました。その結果、**餃子をとくに好んで食べる県の女性は大動脈瘤や大動脈解離になりやすい**ことが判明しました。それらの県では食用油や酒類の消費も盛んです。

日頃の食習慣が、いかに健康や寿命にかかわっているかがわかるでしょう。

プラーク&体重減少、自律神経の安定で血圧は自然に下がる

◎心不全の人以外は、血圧を下げるための減塩は不要

高血圧を改善するポイントは、本当の原因を取り除くこと。つまり、**「動脈プラークを減らす（動脈硬化を改善する）」「体重を減らす」「自律神経失調状態を安定化させる（必要なら安定剤を使う）」**の3点です。

これらを実行できれば、自力で血圧を下げることができます。大事なことは、食事を、第4章で紹介する「RAP食」に切り替えることです。そうすれば動脈プラークが減少し、体重も減り、高血圧は安定化の方向へ向かいます。

また、高齢になれば高血圧の頻度は高くなりますが、それはあくまでプラークが堆積した人だけであり、年齢を重ねるだけではプラークは堆積しないため、血圧は上がりません。ただし、プラークがあっても高血圧にならない人もいるので、**35歳をすぎ**

たら教育的意味も込めて、全員が血管エコー検査を受けるべきです。

もし血圧が民間療法や運動などで低下したとしても、それだけで血管プラークが減少したとは考えられません。血圧が再び高くなるのは時間の問題です。

高血圧なら動脈硬化（血管プラーク）が進行していると考えて、生活習慣を見直し、必ず血管エコー検査を受けましょう。

なお、基本的に血圧を下げるための減塩は不要です。**例外は心不全の人で、減塩が必要**となります。また、心筋梗塞後の人もポンプ（心臓）に負担がかからないよう減塩を心がけましょう。

◎食習慣を正しく変えれば、降圧剤は止められる

高血圧は自力で治せますが、場合によっては薬（降圧剤）も必要です。例えば、最近は頭蓋内出血（脳出血、くも膜下出血）が増えていますが、根本的に予防するには時間がかかるので、30代以上の人で家庭血圧の最高血圧が150㎜Hgを超えていて、担当医が降圧剤をすすめる場合には処方通りに服用してください。

降圧剤は一生のみ続ける必要はありません。ただし、食習慣を変えない人は薬を減らせるどころか、やがて薬が増えて、一生のみ続けなければいけなくなります。つまり、**従来の医療は食習慣を変えない人にとっては正しい医療**なのです。雑多な情報に影響されて、勝手に降圧剤を止めないようにしましょう。

あなたがもし「ＲＡＰ食」に取り組めば、必然的にプラークの減少効果が期待できるので血圧は低下し、降圧剤を止めることができるでしょう。40歳以降で発症する高血圧は、ほとんどが遺伝ではなく、本人の食習慣が招いた結果なのです。

◎血圧を下げる薬は「脳出血予防薬」

人間、電車に遅れそうになり階段を駆け上がると、興奮して血圧が上がります。過労で睡眠不足でも血圧は上がります。患者さんでハンドバッグのひったくりに遭い、公衆電話で１１０番しようと受話器を取ったその瞬間に、くも膜下出血を起こして倒れた方がいました。

高血圧の人は、普段から降圧剤をのんでおくことで、このような状況での血圧上昇が少し抑えられて、頭蓋内出血を防げる確率が高くなります。**血圧の薬とは、突然の脳出血を予防するためだけにのむ必要がある**と言っても過言ではありません。

ただし「血圧を下げておけば動脈硬化にならない、進行しない」と考えるのは間違いです。血圧を薬で少し下げても、動脈硬化を予防する効果はありません。血圧が下がっても、血管内のプラークが減ることはないからです。

例外は血圧が高い人で脳動脈瘤がある人です。動脈瘤の壁がさらにのびないように、薬で血圧を少し下げておく意味はあります。

◎最低血圧は無視していい

循環器の先生にお叱りを受けるかもしれませんが、特殊な場合（心不全や、心筋梗塞後、その他の心臓病）を除いて、最低血圧はあまり意味がありません。「高血圧」を放置してはいけない最大原因は**「脳出血」などの頭蓋内出血になるリスクが高くなるため**です。

血管を水道管にたとえると、「脳出血」の原因は、水圧が高くなりすぎて、管が破裂して漏水する状態と同じです。物理学で考えると、最高水圧のみが管が破裂するのには重要です。最低血圧が、最高血圧を追い抜くことはないのでご安心ください。**最低血圧が高くなる原因の多くは、肥満による血管の圧迫**でしょう。その場合、肥満が解消しなければ、最低血圧も下がりません。最低血圧を心配するよりも、体の各所の動脈にプラークが溜まっていないかどうかを心配しましょう。

なお、当然の道理として、プラークが減れば心不全は改善します。その結果、最低血圧も下がります。

根本的な治療には地道な努力が必要であり、薬による治療は対症療法として受けるべきです。薬が必要になったのは、ほとんどの場合、本人の今までの食習慣が原因です。食習慣を急に変えてもすぐに病状が改善するわけではありません。薬の服用は勝手に止めたりせずに、担当医と相談しながら決めましょう。

○高血圧でなくても脳梗塞・心筋梗塞になっているのが現実

脳梗塞や心筋梗塞などの病気を発症した経験がある50歳以上の530名に、「高血

Q高血圧はありましたか？

男性 脳・心血管イベント（*）経験者（362名）

高血圧の有無	T-max値（mm）	年齢（歳）
有 204名（56.4%）	11.79	67.8
無 158名（43.6%）	11.04	66.5

女性 脳・心血管イベント（*）経験者（168名）

高血圧の有無	T-max値（mm）	年齢（歳）
有 99名（58.9%）	9.84	70.3
無 69名（41.1%）	9.00	68.8

*イベント：脳梗塞、心筋梗塞、冠動脈バイパス手術、冠動脈ステント留置術やバルーン拡張術、脳出血、くも膜下出血、一過性脳虚血発作、無症候性脳梗塞

圧はありましたか？」と聞きました。

結果は、**脳・心血管病の例のうち、男性で43・6％、女性で41・1％は高血圧ではありませんでした。**「私は高血圧ではないから大丈夫」と油断するのは禁物です。

悪玉コレステロールのＬＤＬは、悪玉ではなく、動脈硬化とは無関係

○ＬＤＬは、善も悪もない単なる血中脂質

動脈硬化の原因は〝悪玉〟ことＬＤＬコレステロール、というのが定説ですが、ここに大きな間違いがあります。ＬＤＬは、悪玉ではありません。善も悪もない、単なる血中脂質です。その証拠をデータで示します（Ｐ１１９）。

私は患者さんに対して８か所の血管エコーを行っていますが、コレステロールを下げる脂質改善薬・スタチン剤を服用していなかった男性１２９０名を対象に動脈硬化の程度（Ｔ－ｍａｘ）を調べました。Ｔ－ｍａｘが高値になるほど、血管プラークが進行（動脈硬化が悪化）していることになります。

男性の場合、**ＬＤＬの値と血管プラーク（動脈硬化）の程度にはまったく関連性が見られませんでした**。この点からも、「ＬＤＬ値を下げなければ動脈硬化が進行して

脳梗塞や心筋梗塞になる」という一般常識は誤りであると言えます。「ＬＤＬが血管にプラークとして溜まる」という仮説も正しくないことが証明できました。

次に、男性のＬＤＬ値と「肉、甘い物、揚げ物が好きかどうか」といった食習慣との関係も調べてみました（Ｐ１１９）。

男性では食習慣と酒類の過飲・喫煙の有無がプラークの肥厚にもっとも影響することが判明していますが、肉大好き&甘い物大好き&揚げ物大好きな男性も、それらを普通に好む男性（大好きというわけではない）も、**ＬＤＬやＬ／Ｈ比はほぼ同程度です。つまり、ＬＤＬ値とプラークの肥厚はまったく関連しない**ことがわかります。

○女性はＬＤＬ値の上昇が食事と関係している

女性の場合も同様に、調べてみました。女性の場合、ＬＤＬ値が上昇すると、プラークがやや増加します。ただし、このＬＤＬ値の上昇は食事に由来します。体質によるＬＤＬの高値を薬で下げればいいと、短絡的に考えてはいけません。

女性の場合は、肉、甘い物、揚げ物を食べすぎると、ＬＤＬやＬ／Ｈ比が上昇しやすいため、LDL値上昇とプラーク肥厚との有意な関連が認められます。つまり、女性の場合のLDLの高値は肉類、甘い物、揚げ物の過食の結果であり、プラークが堆積したこととLDLは、直接の関係はないものと考えられます。

LDLが低下しても、プラークが改善したとは言い切れません。血管エコー検査でプラーク肥厚の増減を調べたうえで、プラークが改善したかどうかを判定すべきです。慣れ親しんだ食習慣を変えることはそう簡単ではありません。**もし、薬で食習慣を変えることができるなら、その薬はプラーク改善に効果的だと言えるでしょう。**しかし、食習慣を変えることなく、薬を使ってLDLを下げても食後の血清は油で白く濁るので、プラークの改善効果は期待できないのです。

血液検査のLDL値は、**男性の場合はプラークの状況を反映していません**が、女性の場合はLDL値が高ければ若干プラークが増加していると言えます。なお、女性のLDL上昇は、食習慣による外因性のLDL由来だと考えられます。体質によるLDL高値をスタチン剤でコントロールすべきではありません。また、RAP食を行った場合、LDL値は男性ではあまり低下せず、女性では低下するものと考えられます。

LDL値と血管プラーク

LDLコレステロール値(mg／dl)	男性(1290名)(＊)		女性(1636名)(＊)	
	T-max(mm)	平均年齢(歳)	T-max(mm)	平均年齢(歳)
200以上	8.70	63.9	7.54	61.6
140～199	9.14	63.9	6.40	61.6
120～139	8.85	63.8	6.16	61.6
199以下	8.74	63.9	6.03	61.6

＊50歳以上で、T-max測定時に脂質改善薬の服用がない症例で検討

LDL値と食習慣

食習慣	男性(181名)(＊1)			女性(376名)(＊1)		
	LDLコレステロール値(mg／dl)	L／H比(＊2)	平均年齢(歳)	LDLコレステロール値(mg／dl)	L／H比(＊2)	平均年齢(歳)
肉:大好き 甘い物:大好き 揚げ物:大好き	117.0	2.33	60.5	148.2	2.39	60.7
肉:普通以下 甘い物:普通以下 揚げ物:普通以下	116.9	2.21	60.3	132.0	2.01	60.7

＊1　50歳以上で、T-max測定時に脂質改善薬の服用がない症例で検討
＊2　LDLコレステロール値÷HDLコレステロール値で求められる比率。数値が高いと動脈硬化が進行しているとされる

ＬＤＬを抑えるスタチン剤こそが、プラークを増やしていた

スタチン剤を止めたらプラークが減った

ＬＤＬコレステロール値を下げる薬として普及しているのがスタチン剤です。しかし、動脈硬化の患者さんの治療経過を検証するうちに、この薬の効果についても疑問を抱くようになりました。まずは、症例をご覧ください。

〈症例1〉スタチン剤を中止し、ＥＰＡ製剤処方

２００７年に血管エコー検査を受けた65歳の男性です。右頸動脈に２・５㎜のプラークがありました。ＬＤＬ値が１９１mg／dlと高値（基準値は60〜１１９mg／dl）だったため、ＬＤＬを改善するスタチン剤リピトールを１錠と、血液をサラサラにして血栓を予防するバイアスピリン１錠をのみ始めました。

症例1 リピトールの服用を中止　65歳・男性

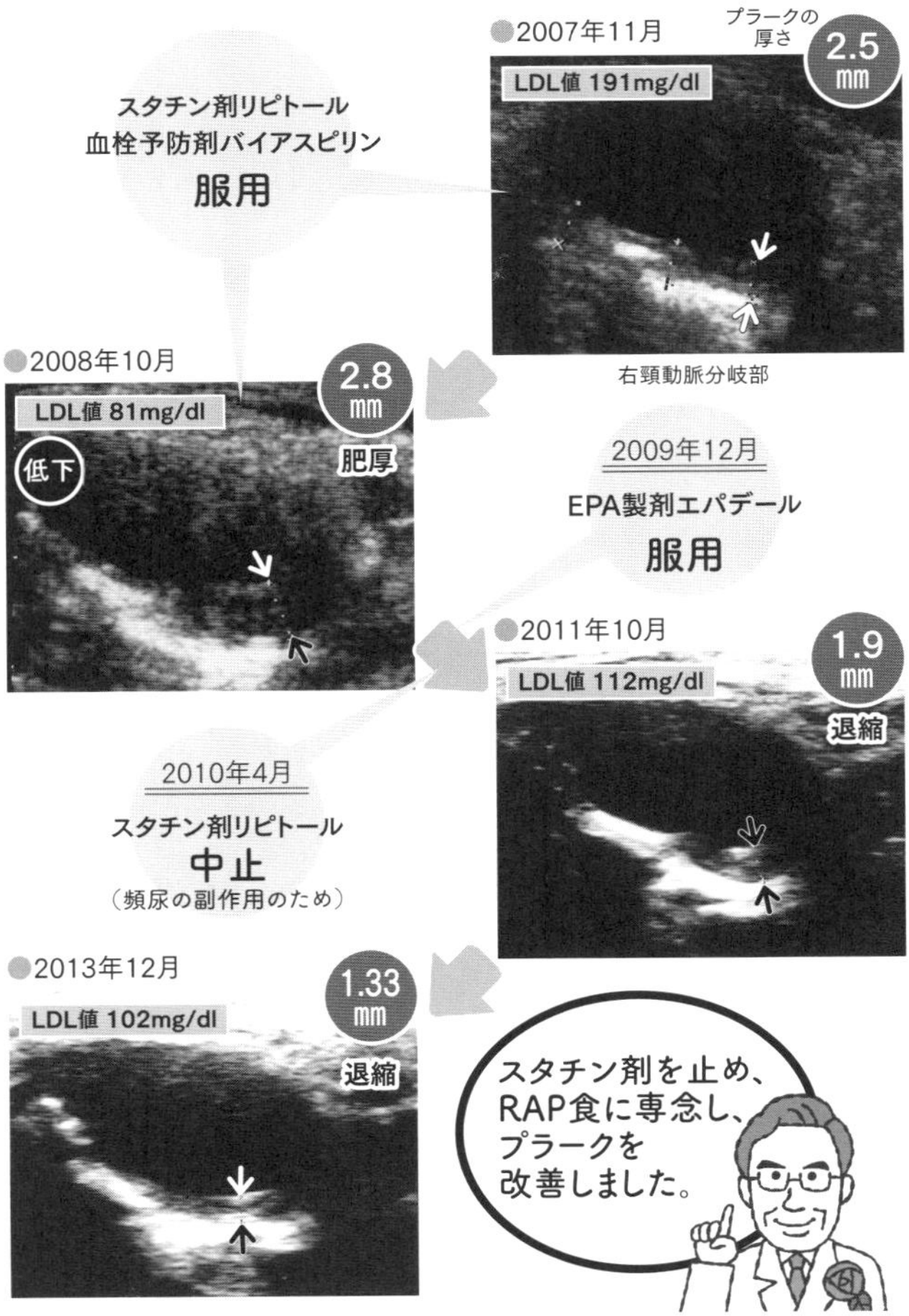

2007年11月
プラークの厚さ 2.5mm
LDL値 191mg/dl
右頸動脈分岐部
スタチン剤リピトール
血栓予防剤バイアスピリン
服用
2008年10月
LDL値 81mg/dl
低下
2.8mm
肥厚
2009年12月
EPA製剤エパデール
服用
2010年4月
スタチン剤リピトール
中止
（頻尿の副作用のため）
2011年10月
LDL値 112mg/dl
1.9mm
退縮
2013年12月
LDL値 102mg/dl
1.33mm
退縮
スタチン剤を止め、RAP食に専念し、プラークを改善しました。

翌年には**LDLが80前後まで下がったものの、プラークは2・8㎜へと悪化**したのです。私はこの時点でスタチン剤への疑念を抱き始めました。

２００９年12月にはＥＰＡ製剤を追加で処方。翌年、頻尿の副作用が出たため、リピトールを中止したのです。すると翌年以降は、プラークが減っていきました。

２００７年当時、私は論文を信じて患者さんのＬＤＬ値をできるだけ下げていました。でも、プラークが悪化しました。**たまたまスタチン剤の副作用によって処方を中止したのが幸いし、EPA製剤を追加したのもよかった**のかもしれません。その後、ＬＤＬは上昇したものの、プラークは順調に退縮を続けました。もし、私がプラークを観察できないドクターなら、この重大な事実に気づくことはなかったでしょう。

〈症例2〉LDL値が上がってもプラークは減った

スタチン剤を9か月間服用していた53歳の男性です。当院で動脈硬化の食事療法ＲＡＰ食とＥＰＡ製剤の説明をし、同意を得て、スタチン剤を中止してもらいました。ＬＤＬ値を２００mg／dl以上に意図的に上げ、11か月間にわたりＲＡＰ食とＥＰＡ

症例2 アトルバスタチンの服用中止　53歳・男性

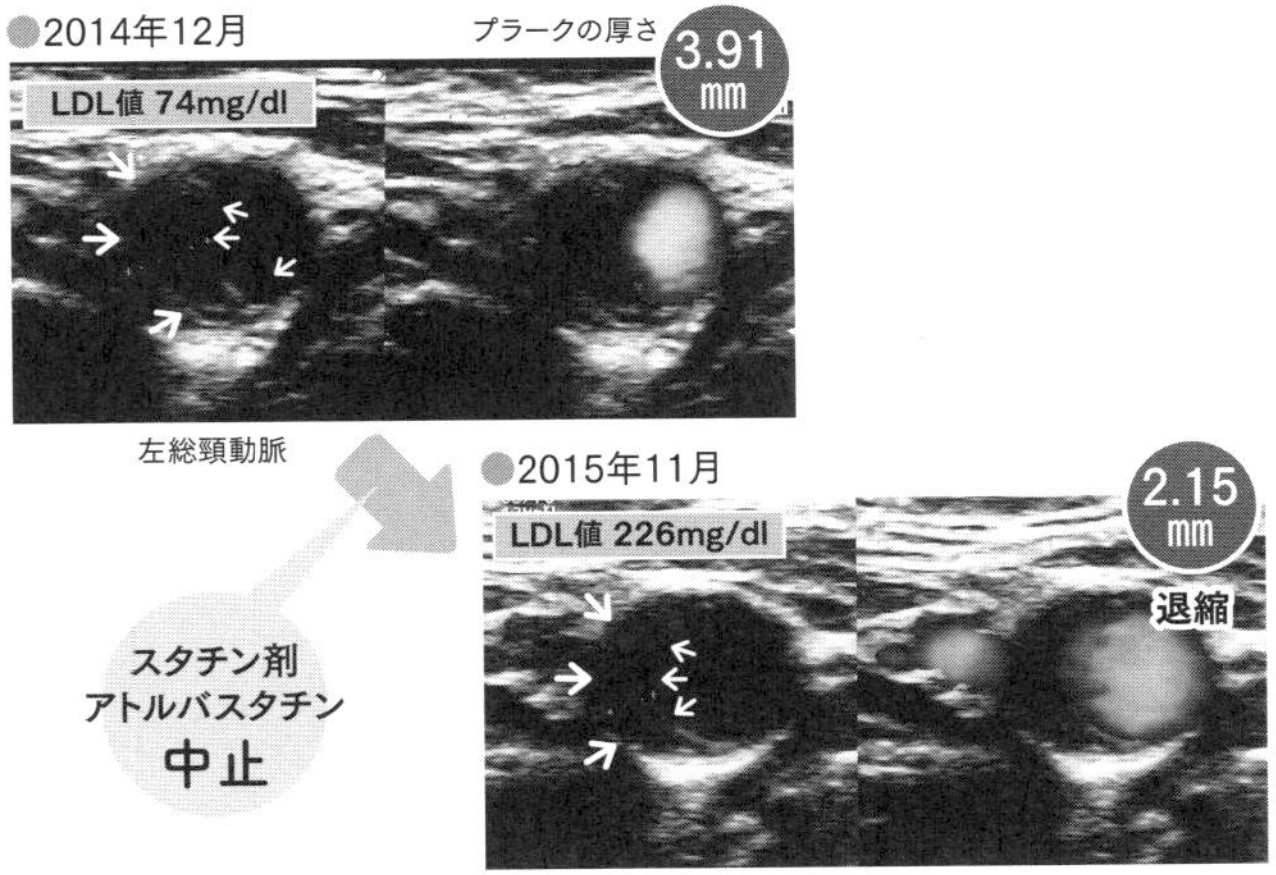

製剤による治療を続けたところ、プラークが改善しました。

〈症例3〉スタチン剤を止め、プラーク改善が加速

２００９年に右鎖骨下動脈に３・０㎜のプラークが見つかった70歳の女性の症例です。ＬＤＬ値は１５９㎎／dlと高値で、スタチン剤のクレストールを服用していました。ＬＤＬ値は順調に下がりましたが、プラークの改善はゆっくりでした。

２０１１年に他の症例でスタチン剤の効果を疑問視し、クレストールを中

止しました。すると翌年プラークは2・2㎜に。スピードが約10倍に加速したのです。逆にLDLは115㎎／dlと上昇しましたが、さらに1年半後にプラークは1・62㎜と退縮していきました。**スタチン剤がプラーク退縮にブレーキとなっていたのは**明白です。

スタチン剤を長期に服用してもまったく効果なし

三つの症例を紹介しましたが、スタチン剤を長期服用するとどうなるか、集団でも検討してみました。

50歳以上の患者さんを対象に、コレステロールが高いという理由だけでスタチン剤を2年以上継続して服用中の299名と、スタチン剤を服用していない251名とを性別、平均年齢を同じにして比較しました。すると、**スタチン剤を2年以上服用していた群は、スタチン剤を服用しない群よりもLDLやL／H比は明らかに低値でしたが、T－maxは明らかに高値でした。**男女共に同じ結果です。これは119頁の結果とあわせて、スタチン剤による動脈硬化の進行が考えられます。

症例3 クレストールの服用を中止　70歳・女性

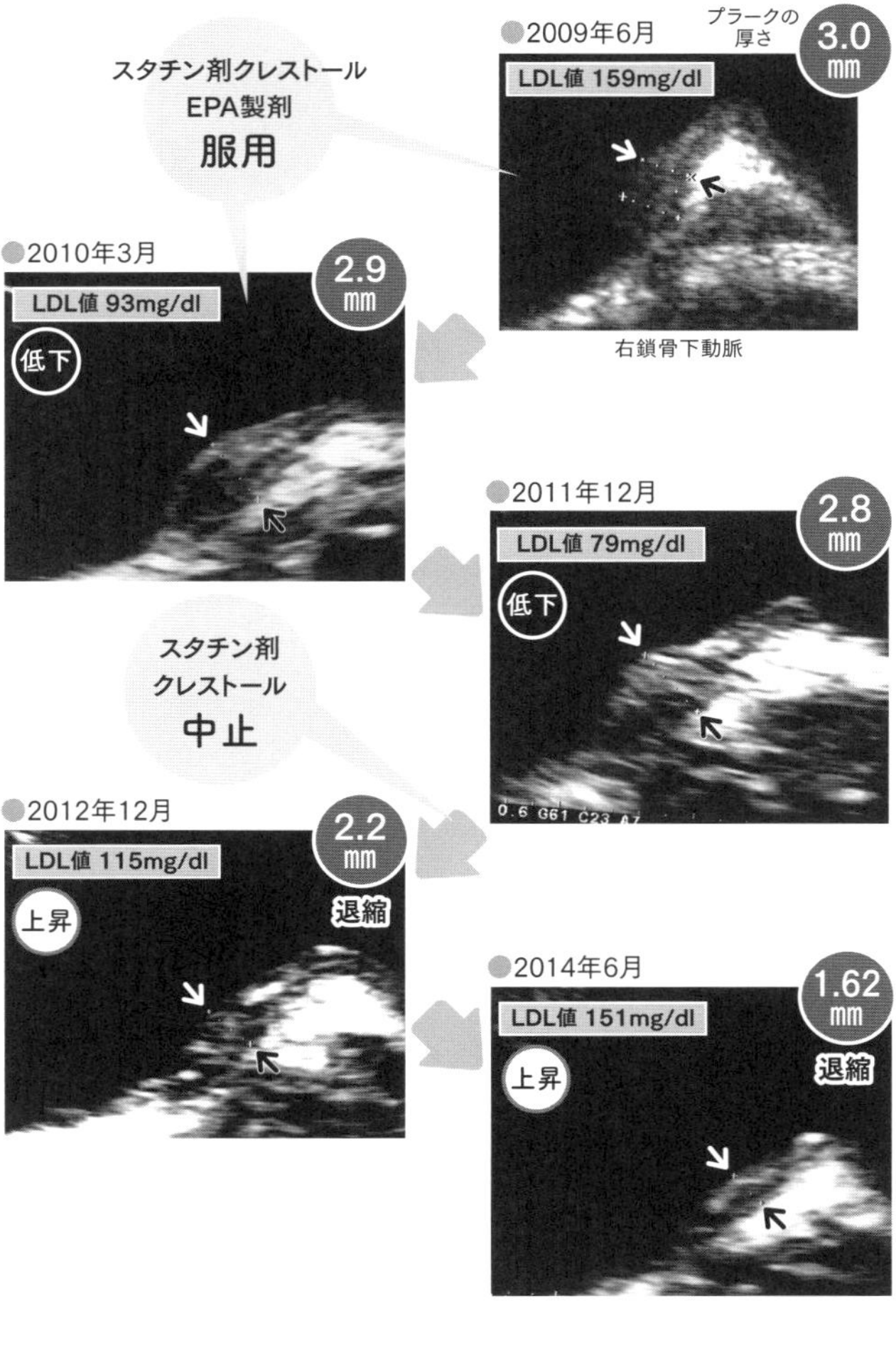

長期にわたってスタチン剤を服用しても動脈硬化（プラーク）改善にまったく効果はなく、むしろ逆効果（プラーク悪化）だと言えます。**副作用やコスト面からも、スタチン剤の使用は即刻止めるべき**です。

◎スタチン剤を服用すると糖尿病になりやすく、悪化もする

スタチン剤には、**がん細胞や細菌類、ゴミとして残ったプラークを食べる、神的な存在であるマクロファージの活動を抑える**働きがあります。スタチン剤は肝臓でＨＭＧ–ＣｏＡ還元酵素という酵素を抑制することで、ＬＤＬの合成を抑制します。同時にこの働きがコエンザイムＱ10の合成も抑制してしまいます。

コエンザイムＱ10は肝臓内で合成され、全身のミトコンドリア（小型の高性能発電機）内で、食事で得られた糖質や脂質などと呼吸で得られた酸素を使い、ＡＴＰ（電力類似のエネルギー）を作り出すときに重要な働きをしています。

スタチン剤を服用するとコエンザイムＱ10が減少し、ミトコンドリアで糖質、脂質などは不完全燃焼に陥ります。それらは体内に利用されないで残ることになります。

結果として、スタチン剤で糖質が余り、エネルギー代謝も低下するため糖尿病になるリスクが高くなります。**日本人では高力価スタチン剤をのむと、のまなかった人よりも2・6倍も糖尿病になりやすい**のです（Ooba N,et al.BMJ open 2017;7（6）e015935）。

スタチン剤で脂質が余り、エネルギー代謝も低下し、余った糖質も脂質に変換され、ますますプラークが溜まりやすくなるのです。

◎プラーク除去能力まで抑制してしまう

スタチン剤でコエンザイムQ10が低下してエネルギー代謝が低下すると「元気が出ない」「倦怠感を覚える」などの副作用が自覚症状としてあらわれやすくなります。

スタチン剤には免疫抑制作用もあると言われています。免疫細胞のミトコンドリアが機能低下に陥り、がん細胞やプラークを貪食して除去する能力をも抑制していると考えられます。

コレステロールが改善するほど、脳出血のリスクが上昇する

スタチン剤でLDL値を80以下に下げるのはよいことなのか？

「The lower, the better（LDLは下げれば下げるだけよろしい）」。医学分野で10年ほど前に流行《はや》った言葉です。今思えば、LDL＝悪玉説を錦の御旗に挙げて、魔女狩りみたいな医療でした。私も怪しい論文を信じていました。

何であんな説を信じていたのか！　悔しいので自分が発明した血管エコー検査を使い、プラークを概算する「T－max」を割り出して調べてみました。

対象は、スタチン剤を2年以上継続して服用している50歳以降の患者さん275名。脳・心血管の病気がある症例、画像検査で血管の狭窄やプラークを指摘されてスタチン剤を開始した症例は除外としました。当院受診時のLDL値が80mg／dl以下の人たちと、81mg／dl以上だった人たちに分け、T－maxを比較検討したのです（P129）。

●スタチン剤を2年以上継続服用中の275名の総プラーク量（T-max）とLDL値の関係

	スタチン剤服用中のLDL値（mg/dl）	T-max（mm）	LDL値（mg/dl）	L／H比	平均年齢（歳）
男性（15名）	80以下	10.70	72.0	1.28	63.7
男性（87名）	81以上	9.28	115.3	2.11	63.6
女性（8名）	80以下	8.14	70.8	1.27	68.4
女性（165名）	81以上	7.83	119.7	1.83	68.5

＊50歳以上で、スタチン剤を2年以上継続して服用中の275名（脳・心血管系の病気などの例や、画像にて血管の狭窄やプラークを指摘されて、スタチン剤を開始した症例は除外）。平均年齢の調整のための症例選択を行った

結果は、男女共に、スタチン剤でLDL値を80mg／dl以下に下げても、動脈硬化改善にはまったく寄与していませんでした。むしろ男性では、**LDLをスタチン剤で80mg／dl以下まで低下させると、プラークは増加する傾向が見られました。**

これはスタチン剤による強力なマクロファージ抑制効果かもしれません。また、L／H比は、LDL値が80mg／dl以下群では自ずと低値となります。この数値をあえて患者さんに示すことは、油断材料にしかなりません。自分は大丈夫なんだと安

心して、生活習慣を改める機会が失われます。患者さんを予防に向かわせる医療目的からすると、**Ｌ／Ｈ比という数値を割り出すこと自体が逆効果**だと言えます。

◎ＬＤＬが低いと脳出血・くも膜下出血のリスクは上がる

スタチン剤でＬＤＬを下げたところで、動脈硬化は改善しません。それでは、ＬＤＬを下げれば脳の血管病を防げる、という一般論も成り立たなくなる可能性がありました。そこで、ＬＤＬと脳の血管病との関係についても調べてみました。

くも膜下出血を発症した男女18名を対象に、脳梗塞・心筋梗塞リスクレベル（Ｐ１５７）、Ｔ－ｍａｘ、高血圧・糖尿病の有無、食事傾向（酒類、肉、揚げ物、甘い物、野菜を好むレベル）、ＬＤＬ値、喫煙の有無などを検討したのです。

その結果、次の４点が明らかになりました。

①18名中16名（88・9％）が脳梗塞・心筋梗塞リスクレベルが３以上。**くも膜下出血もプラークが関与している**と思われる。

②スタチン剤を服用していなかった17名中、ＬＤＬ値が１４０mg／dl以上であった

のは2名（11・8％）であり、8名（47・1％）はLDL値が100mg／dl以下。

このことから、**LDL値が低い場合は、くも膜下出血のリスクが上昇する**ことを念頭に置く必要がある。

③**男性の場合は「酒類の多飲」「喫煙」「肉・揚げ物が好物」が関係している**症例が多く、**女性の場合は「肉・揚げ物・甘い物が好物」が関係している**症例が多かった。

④高血圧に関しては、くも膜下出血発症後に降圧剤を投与されている場合が多く、発症前に高血圧であったかどうかは不明。

◎脳出血の多くが男性で、プラークが関与

次に、脳出血を発症した男女12名についても、同様に調べてみました。

①脳出血例12名中の9名（75％）は脳梗塞・心筋梗塞リスクレベルが3以上であり、脳出血の発症にもプラークが大きく関与していると思われる。

②**脳出血例の12名中の11名（91・7％）が男性**だった。

③脳出血例の12名中8名（66・7％）は**酒類の多飲が大いに関係ある**と思われる。

④12名中の4名（33・3％）は、LDL値が100以下と低値であり、その内2名はスタチン剤を現在も服用中だった（LDL値は発症時ではなく、当院受診時の数値）。

参考になる文献『Neurology. 2016 May 31』には、「脳出血例は、その発症の前6か月間で、TCが平均で29mg／dl、LDLでは21mg／dl低下していた。TG、HDLの変動はなかった。TC、LDLの低下に関して、スタチン剤やアルコールの関与は指摘できなかった。」とあります。

私が検討した例では、アルコール多飲と脳出血の関係は明らかです。したがって、**血圧が高めの人で、仕事上で飲酒の機会が避けられない場合には、降圧剤を早期に使い始めて毎日の血圧測定を行い、降圧剤の減量には慎重に**なりましょう。

五つの条件をクリアすれば プラークは減らせる

ここまでお読みになれば、動脈硬化（プラーク）の定説の疑わしさに納得していただけたのではないでしょうか。

これまで動脈硬化の原因と言われてきた、高血圧や悪玉と呼ばれるＬＤＬコレステロールは悪者でも何でもなかったのです。さらに高血圧は塩分のとりすぎで生じるのではなく、プラークの結果生じることが多いのです。

プラークの直接の原因となっているのは、油脂、甘い物、アルコール。そしてＬＤＬコレステロール値を下げる目的で服用しているスタチン剤こそが、血管の掃除屋であるマクロファージの働きを抑え、かえってプラークを増やしてしまっていることに気づいたと思います。

プラークは、**原因を取り除けば自力で改善することができる**のです。私の研究結果からプラーク改善のための五つの条件をまとめました。

1　甘い物と酒を控えて、内皮細胞の隙間を広げないようにする

血管の内側、血液と接する部分にあるのが血管内皮という薄い層です。血管内皮を構成する血管内皮細胞同士の隙間に血液中の脂肪滴が入り込むと、プラークとなります。したがって、細胞同士の隙間があくと、プラークが溜まりやすくなります。そこで気をつけたいのが、甘い物とお酒です。これらは血管内皮細胞を縮小させるなどの理由から、隙間を広げてしまいます。甘い物とお酒は控えめにしましょう。

2　油と脂を控え、超微粒子の脂肪滴を増やさない

物理の法則に従って、血液中の脂肪滴のなかでも比重の重い超微粒子ほど血管壁内に堆積しやすいと言えます。超微粒子の脂肪滴のほとんどは、食品由来と考えます。つまり簡単に言えば、あなたが食事から摂取した油や脂が血管壁に溜まっていくのです。「RAP食」を参考に、血管に脂肪滴が溜まりにくい食生活に切り替えましょう。

3　スタチン剤の服用を見直し、血管内の掃除屋マクロファージを元気にする

白血球の一種であるマクロファージ（貪食細胞）は、プラーク（ゴミのようなもの）を食べて掃除してくれる救世主です。マクロファージの活動が低下していると、プラークは減らず、ゴミは散らかりっぱなしになります。反対に、マクロファージが元気なら、プラークをどんどん食べてくれるので、動脈硬化は改善します。

ところが、動脈硬化やコレステロール値が気になる患者さんの多くに処方されているスタチン剤には、喫煙と同じくマクロファージの活動を抑えてしまう作用がありま す。プラーク改善の邪魔をするスタチン剤の使用には要注意です（禁煙も重要）。

4　ミトコンドリアのエネルギー産出能力を抑えない

スタチン剤には、細胞のエネルギーを作り出す発電機に相当するミトコンドリアの機能を低下させる作用があることはよく知られています。そうすると、マクロファージの発電機であるミトコンドリアも障害を受けるので、マクロファージの活動も低下

すると考えられます。この意味からも、無意味なスタチン剤の使用は止めるべきです。

5　やる気&油断しない心を持続させる

患者さん自身のプラークを治したい、という気持ちがなければ治療は始まりません。プラークがあるだけでは自覚症状はあらわれないので、指摘されても放っておく人がいますが、プラークは全身のさまざまな病気を引き起こすことがわかっています。プラークを治そう、その先の病気を予防しよう、という気持ちと、少し数値が改善されたからといって油断しない心が大事です。

第3章

動脈硬化の数値でわかった、健康常識の非常識

健康オイルのとりすぎは危険。週に1〜2度の利用にとどめて

成分がよければ積極的にオイルをとっていいのか？

近年、メディアで〝健康によいオイル（油）〟がもてはやされています。オリーブ油、アマニ油、エゴマ油、米油、ココナッツオイル等々、調理に少量使うだけでなく、豆腐やサラダにかけたり、そのままスプーンで飲んだりするなど、積極的にオイルをとる方法まで紹介されています。専門家（医師や管理栄養士など）はオイルの成分の効能を根拠に〝体によい〟と結論づけていますが、本当なのでしょうか。

実例を示しますので、読者のみなさんがご自身で判断してください。

〈ケース1〉オリーブ油で左総頸動脈プラークが悪化

２０１１年５月の初診時は、左総頸動脈のプラークの厚さが１・０㎜でした。外食

ケース1 オリーブ油の多量摂取　68歳・男性

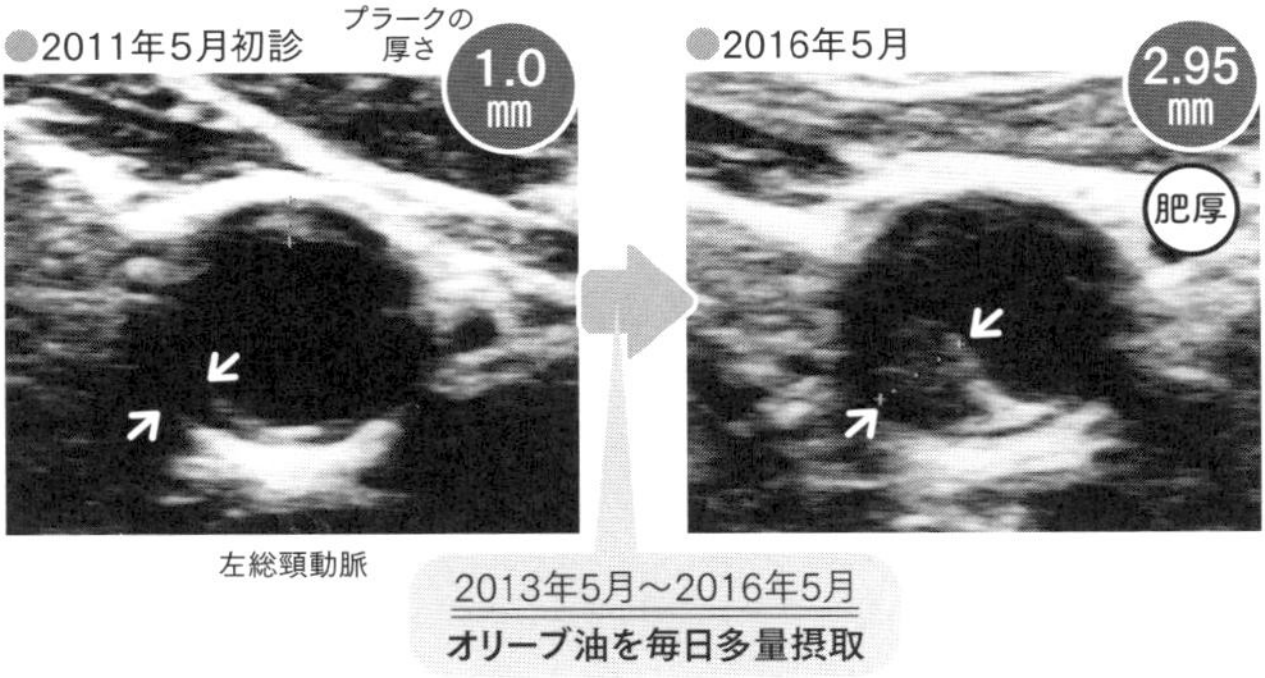

をほとんどしない患者さんで「RAP食」への変更もしませんでした。

5年後、久しぶりに血管エコー検査を行ったところ、左総頸動脈が急速に2・95㎜まで肥厚していました。食生活について尋ねると、**3年前から、高級なオリーブ油を使って料理をし、さらに毎日小さじ1杯を飲んでいた**とのこと。その他の食習慣の変化はまったくなかったので、急速なプラーク肥厚の原因はオリーブ油の摂取量増加と習慣化のほかに考えられません。

なお、**週に1～2回程度、オリーブ油を使った料理を食べても、とくにプラークの増加にはつながりません。**ただし、この患者さんのように、毎日小さじ1杯を飲む、といった習慣的な過剰摂取は控えましょう。

オイルが酸化していなければよいのではないか、と考える人もいるかもしれません。**酸化していないオリーブ油でもたびたび摂取していれば、プラークの原料**になります。

ココナッツオイルの常食は危険

次は数年前に話題になった、ココナッツオイルを摂取していた患者さんの例を挙げます。

〈ケース2〉ココナッツオイルが右頸動脈のプラークの厚さに影響

2009年から、大腿動脈のプラークを治療するために当院への通院中でした。当初も右頸動脈に1・1㎜のプラークが認められましたが、2016年10月に意識消失し再受診。右頸動脈のプラークが2・83㎜まで急速に肥厚していました。

詳しく話を聞いてみると、**1年ほど前から健康のためにとココナッツオイル大さじ1杯をトーストにつけたり、コーヒーに入れたりして毎日摂取**していたそうです。

ケース2 ココナッツオイルの多量摂取　48歳・女性

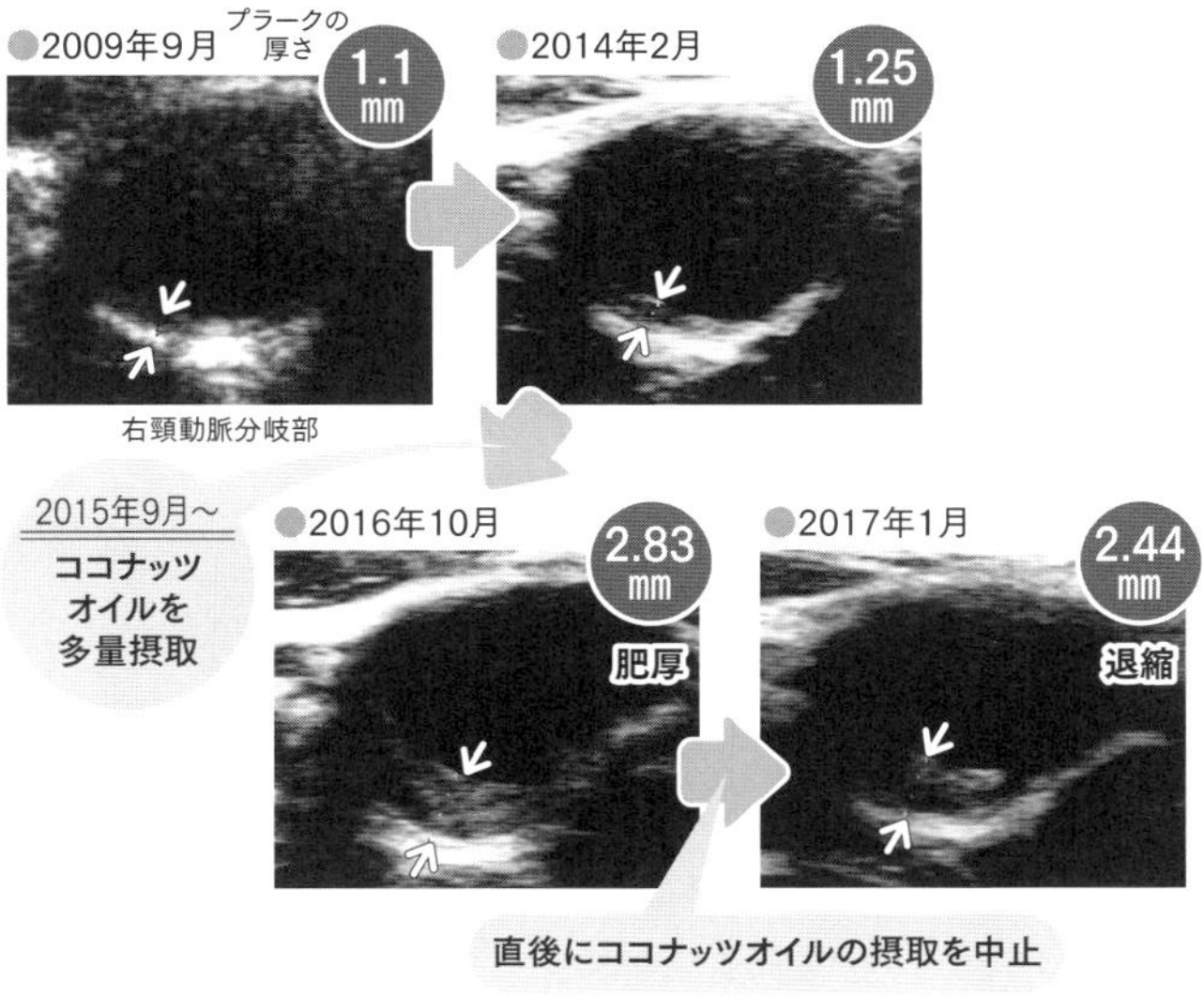

ココナッツオイルの摂取を止めてもらい、3か月後に血管エコー検査を行ったところ、プラークは2・44㎜まで退縮しました。

健康によいと話題のオイルを常食した結果、プラークが悪化してしまった患者さんは、この2名だけではありません。血管プラークの経年変化と詳細な食生活の問診によって、オイルの常食が体に及ぼす本当の影響がわかったのです。

「魚なら安心」は禁物。脂が乗った青魚を食べすぎると動脈硬化に

○体によいと言われるフィッシュオイルも脂肪は脂肪

「肉より魚」「青魚には血液をサラサラにする成分が多く含まれている」など、一般的に魚、とくに青魚を食べることは健康によいとされています。青魚にはＥＰＡも多く含まれるので動脈硬化の予防にも有効である、とも言われています。実際、私が患者さんに指導している食事療法でも、２０１４年まで魚は制限なく食べていただいていました。

前著の『脳梗塞・心筋梗塞は予知できる』で、60歳以上の患者さんの食の好みとプラークの量の関係を調べたとき、肉だけでなく魚が大好きな人では、そうではない人よりプラークが溜まっていました。

しかし、先入観とは恐ろしいものです。私は「症例が少ないからこのような結果に

なったのでは？」と勝手に思い込み、魚の影響を過小評価していました。

生物進化学から考えてみれば、魚だけが生き物のなかで特殊なわけではありません。魚類が陸へ進出し、やがて両生類・爬虫類、鳥類、哺乳類などの生物が登場します。個体発生は系統発生をくり返すというように、ヒトが胎児のときには、魚類のエラのような構造の器官が見られる段階があります。これはその名残です。魚にも、鶏、牛、豚にも赤い血が流れています。魚類、鳥類、哺乳類はみんな脊椎をもつ仲間であり、生物的には親戚関係です。ひと皮むけば、**魚の脂肪も、鶏、牛、豚の脂肪も、そしてヒトの脂肪も同じ**なのです（動物性飽和脂肪酸は魚油で20～30％程度、ラードで39％）。

たまたま魚が海に棲息するために、海中の植物プランクトンが産生するEPA（エイコサペンタエン酸）やDHA（ドコサヘキサエン酸）などが食物連鎖で魚の身体に含まれているにすぎません。魚の脂が健康によいという論理は間違いです。

魚の脂肪のうち、EPAとDHAが占める割合は合計で10～20％にすぎないのです。

魚の筋肉を食べるということは、その他の脊椎動物に共通な脂肪（80～90％含有）まで一緒に食べるということなのです。

◯週3回、さば定食を食べ続けて動脈硬化が進行

「肉はダメだが、魚は大丈夫」「青魚を食べれば食べるほどよい」と思い込み、多量にとり続けると、確実にプラークの厚さは増していきます。

〈ケース〉青魚の食べすぎでプラークが悪化

2012年9月に当院で血管エコー検査を受けた70代の男性のケースです。肉と甘い物が大好きな方でした。左頸動脈分岐部のプラークは2・5㎜。そこで私は、肉と甘い物を控えるように指導しました。

プラークは徐々に悪化していましたが、2016年4月に、左頸動脈分岐部のプラークが3・58㎜と著しく悪化したのです。

驚いて患者さんに食事内容を詳しく尋ねると、「肉よりも魚を食べるように心がけた」とのこと。患者さんは仕事の関係で週3回は外食していたのですが、外食のほとんどがさば定食（塩さばなども）でした。自宅でも週に1回は塩鮭、週に2回は冷凍

ケース 青魚の多量摂取　74歳・男性

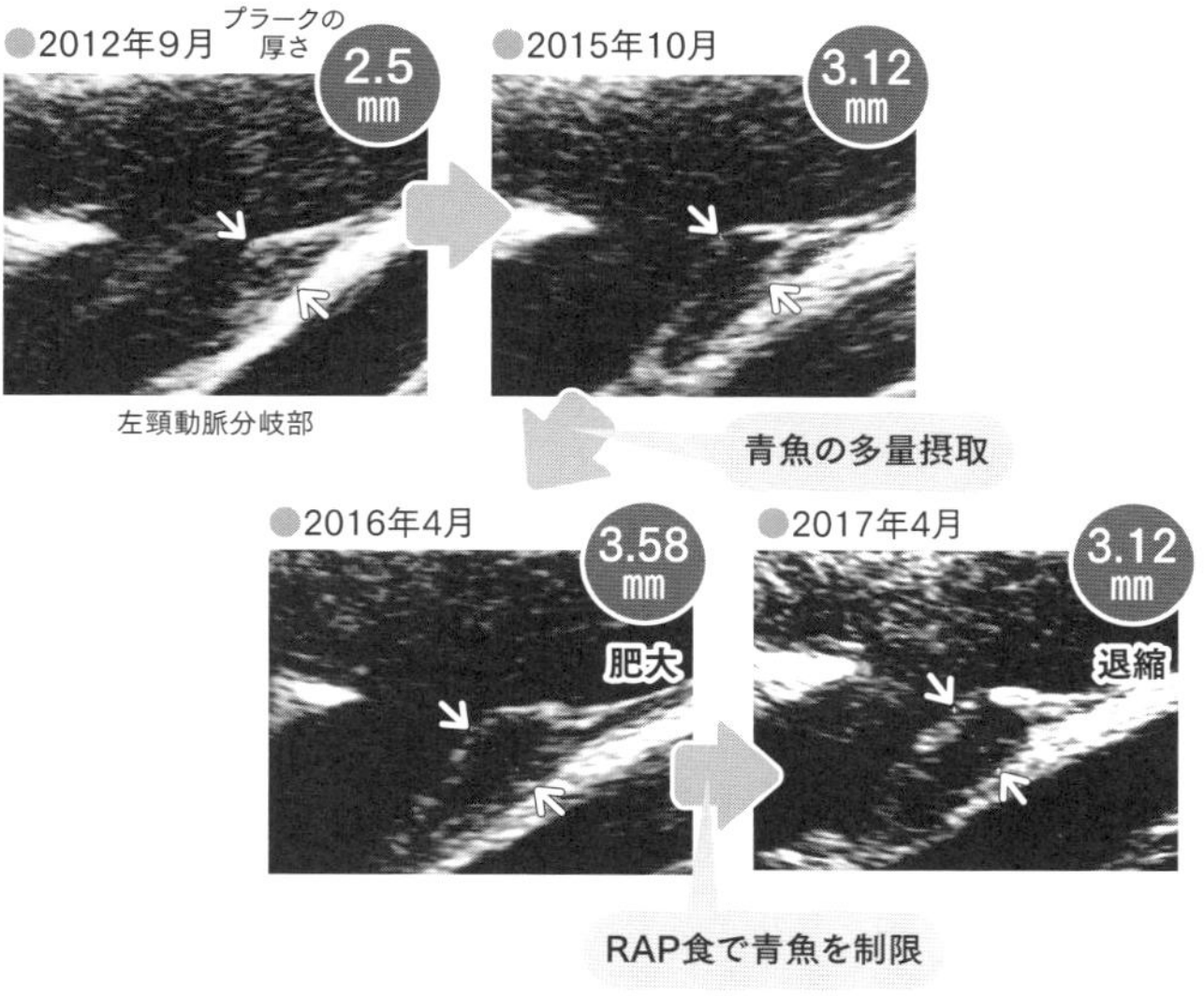

さんまなど、毎日脂の乗った魚を食べていたのです。

明らかに**プラーク悪化の原因は、さば、鮭、さんまという脂の乗った魚の食べすぎ**でした。魚に偏った食習慣を改め、RAP食を始めて約1年後、プラークは3・12㎜に改善しました。

頸動脈エコー検査だけでは脳と心臓の異常はわからない

○頸動脈に問題がなくても脳や心臓に異常がある

喉の左右あたりを通っている太い血管を頸動脈といい、心臓から出た血液を頭へと送ります。頸動脈エコー検査は簡単に行えるうえ、血管の様子を見やすいことから、最近では動脈硬化の進行度を調べたり、脳卒中や心筋梗塞といった血管プラーク病のリスクを予測したりするための重要な検査とされています。しかし、「頸動脈エコー検査で問題なし」という結果が出ても、安心しきってはいけません。

実際に脳や心臓の血管病を患った50歳以上の患者さんたち522名（男性356名、女性166名）の、頸動脈プラークとその他の動脈のプラークの状況を、私の開発した8か所血管エコー検査T-maxを使って調べてみました（P8）。522名のうち、頸動脈エコー検査（C-max）でプラークが1・5㎜以下の人は、男性では約20％、女性では約36％でした。普通なら、これらの患者さんを「とくに問題なし」と評価して帰宅させることでしょう。けれども、これらの患者さんは**実際には脳や心臓の血管病を発症している**のです。

◎頸動脈エコー検査だけでは誤った安心感を与えてしまう

頸動脈エコー検査の健康診断を行っても「本当は危険なのに安心感を与えてしまう」ことになります。頸動脈以外の動脈も検査する必要があるのです。T－maxでは「脳梗塞・心筋梗塞のリスクレベルの基準」に基づいて危険度を判定することができます（P157）。リスクレベル1以下（レベル0〜1なら血管プラーク病の心配はほとんどない）の人は、522名のうち男性が3名、女性が6名の合計9名でした。

8か所血管エコー検査は、**頸動脈エコー検査のみでの予測より精度の高い検査法**です。頸動脈エコー検査で血管プラーク病を予知・予防できる確率は、男性で79・8％、女性で64・5％、全体で75・0％です。一方、8か所血管エコー検査で予知・予防できる確率は、男性で99・2％、女性で95・4％、全体で98・3％と高精度になるのです。

「脳MRIで異常なし」でも、脳梗塞は起こる

◎脳MRIは脳梗塞の早期発見に役立つのか？

脳の血管プラーク病（脳梗塞、脳出血など）を早期発見するための検査として、人間ドックなどでは「脳MRI」や「脳MRA」といった検査が行われています。脳MRI（磁気共鳴画像）は、強力な磁力を使って脳細胞を画像化し、断層撮影する検査です。CT検査とは異なり、MRIはエックス線（放射線の一種）を使わないため、体へのリスクが少なくて済むとされています。脳MRA（磁気共鳴血管造影法）は、磁力で血管内をより詳しく見る検査で、MRI後に続けて行うことができます。

これらの検査を受ければ、脳の血管プラーク病を完璧に防ぐことができるのでしょうか。脳MRIも脳MRAも確かに役立っていますが、その結果を100％信じて安心するのはリスクが大きいと言えます。

◎危険なレベルなのに6割以上が見逃されてしまう

当院で2016年10月1日～12月29日の2か月間に、新患として来院された患者さん196名を調べました。196名中、8か所血管エコー検査にて脳梗塞・心筋梗塞リスクレベル4（極めて危険）であったのは70名でした。

そのうち症候性の脳・心血管イベントの未経験者は53名で、1年以内に脳MRI（MRA）を受けたことのある人は9名でした。

この9名を検討したところ、9名中6名（66・7％）が4か月以内の脳MRI（MRA）の所見では「異常なし」と診断されていました。つまり、「**極めて危険なリスクレベル4と判定される66％以上が、脳MRI（MRA）では〝異常なし〟と判断されていた**」ということです。

脳MRI（MRA）のみでの脳梗塞のリスク判定は危険であることがわかります。MRIに頼りすぎる高度医療の抱える問題点だと言えるでしょう。

こうした見逃しを防ぐためのキーワードが、8か所血管エコー検査です。

血管年齢が若くても、血糖値が低くても、血管病のリスクが減るわけではない

○血管年齢が若い、または年相応でも6割以上の人にプラークが見られた

近年、「血管力」が大きな話題になっています。血管年齢が若いほどよい、ということで、血管年齢を知るための検査として、CAVI検査が行われています。

CAVI検査は、仰向けに寝た状態で、両腕と両足首の血圧と脈波（心臓から出た血液が血管を伝わっていく脈の速さ。血管がかたいと、拍動が血管壁に吸収されないため、脈波が速くなる）を測定します。所要時間は5分程度で簡単に終わり、すぐに判定が出ます。血管のかたさは「CAVI」で、下肢の動脈の詰まりは足首と上腕の血圧を測定し、比率を出す「ABI」で、同性で同年齢のCAVI平均値と比較して「血管年齢」が示されます。

「血管年齢が実年齢より老けていた……」あるいは「若かった！」というのは面白い

かもしれませんが、動脈硬化（血管プラーク）とはほとんど関係がありません。その事実を正しく認識してもらうために、14名の患者さんを対象に検討してみました。

２０１５年２月～２０１６年８月の間にＣＡＶＩ検査・ＡＢＩ検査のレポート用紙を持参され、８か所血管エコー検査を行った32名の患者さんがいらっしゃいました。さらに８か所血管エコー検査で「脳梗塞・心筋梗塞リスクレベル４（極めて危険）」と判断された14名を対象にしました。

その結果、**リスクレベル４と診断された14名中、血管年齢が年相応など、とくに問題なしと判断されていたのは９症例（64・３％）**も見られたのです。血管年齢検査を脳梗塞・心筋梗塞のリスク判定検査と思い込むことはとても危険だといえます。

◎「血管プラーク」を見ずして「血管力」で健康を語るなかれ

「脳梗塞になって寝たきりや半身不随になりたくない」という願いをかなえたいのであれば、**「血管力」という定量判定困難な検査結果は信頼すべき検査ではありません。**

また、原始的な検査方法であるＡＢＩなどをしなくても、足や大腿動脈の詰まり具合なら、エコー検査で腸骨動脈・大腿動脈・膝窩動脈を直接診れば確実な定量的評価が可能です。

「血管年齢」が実年齢よりもかなり高齢であっても、怖がる必要はないのです。なぜなら、血管年齢と血管プラークの程度とはまったく異なるからです。**血管がやわらかくてしなやかであっても、血管プラークは歴然と存在**します。

「血管プラーク」を見ずして「血管力」で健康を語るなかれ。これが、私の結論です。

◎高血糖とプラークの量は無関係

次は血糖値とプラークとの関係を見ていきましょう。

高血圧と並んで、血糖値が高い高血糖や、高血糖が慢性化した糖尿病も、動脈硬化の原因だと考えられてきました。血糖値を示すのはヘモグロビンA1cです。これは血液中の赤血球中のたんぱく質へモグロビンが、過去1～2か月間にどのくらい糖と結合しているかを示す数値です。一般的にヘモグロビンA1cが6・0％を超えると糖尿病の疑いが強くなり、動脈硬化も進行しやすいと考えられています。

●脳梗塞・心筋梗塞のリスクレベルとヘモグロビンA1c値との関係

リスクレベル	男性（479名）		女性（533名）	
	人数（名）	ヘモグロビンA1c（平均／HbA1c）	人数（名）	ヘモグロビンA1c（平均／HbA1c）
4	262	5.54	122	5.53
3	92	5.48	103	5.41
2	69	5.36	111	5.43
1	40	5.26	121	5.43
0	16	5.20	76	5.56

＊50歳以上で、糖尿病ではない患者さんが対象

では、この数値が低ければ血管プラークは減るのでしょうか。

当院で2017年9月までに健康診断のヘモグロビンA1cの結果を持参された患者さんの、8か所血管エコー検査値をまとめました。ここで示すリスクレベルは、8か所血管エコー検査で出した脳梗塞・心筋梗塞の危険度です。レベル4が極めて危険、血管プラークの総量が多いということです。数字が小さくなるほどリスクレベルは下がります。

男性の場合、リスクレベルが上昇すれば若干ヘモグロビンA1cの数値も上がっているように見えます。これはリスクレベル

が高い人ほど、血糖値が上がりやすい食べ物を多くとる傾向にあるためで、プラークの原因が血糖値だというわけではありません。

女性の場合、**リスクレベルと血糖値の関連はまったく見られません**でした。この結果は、動脈硬化の真島理論では説明可能ですが、現在信じられている定説の「動脈硬化のメカニズム」では説明困難です。

薬で糖尿病の治療に成功したからといって、プラーク量が減り、動脈硬化が改善されたわけではありません。血糖値とプラークの程度には、直接の関係はないのです。ヘモグロビンＡ１ｃが下がったからといって、「脳梗塞・心筋梗塞のリスクが小さくなった」と単純に考えるのはとても危険です。

全身のプラーク量をはかる8か所血管エコー検査なら突然死を予知できる

◎極めて高い確率で数年以内に起こる脳梗塞・心筋梗塞を予測できる

定説で語られてきたことが、脳梗塞や心筋梗塞といった血管プラーク病とは無関係だということがわかるなど、血管プラークの量を正確にはかることがいかに重要かがわかってきたと思います。血管プラーク病やそれによる突然死を防ぎたいなら、体の8か所の動脈壁内に溜まった「脂肪沈着＝プラーク」を計測するしかないのです。

私は8か所血管エコー検査の結果から「脳梗塞・心筋梗塞リスクレベルの基準」を編み出しました。脳梗塞の症例の90・4％がリスクレベル3以上でチェックできます。また、心筋梗塞の症例では90・0％の精度でリスクレベル3以上でした。

脳梗塞や心筋梗塞を発症する前に8か所血管エコー検査を受け、リスクレベル3以上なら極めて高い確率で数年以内に脳梗塞・心筋梗塞になることが予測可能です。言い換えれば、90％以上の確率で、脳梗塞・心筋梗塞を予防できるのです。

リスクレベル2以上で対応すれば、97・8％の確率で脳梗塞や心筋梗塞の発症を予知・予防できることになります（P157）。

リスクレベル4であれば、悪玉コレステロールのLDL値が低くても、血圧が正常でも、今はどんなに元気で存命中でも、一大事です。

逆に、リスクレベルが0～1であれば、LDL値が高くても、悪玉と善玉のコレステロールの比率L／H比が3以上でも、血圧が高くても、肥満でも、心臓病やアルコール多飲などがなければ、とりあえずは脳梗塞などの心配はありません。

○脳梗塞になった後に異常が発見できても意味がない

私が言いたいことを図にしてみました（P159）。今の救急医療は大変な仕事ですが、滝壺に落ちる寸前の状態の人だけを救う方法です。人間ドックや健診の脳MRIは、滝から滝壺へ落ち込む姿勢で助けようという体制です。

しかし、現実には脳MRIは、微小でも脳梗塞になってしまった後でないと異常を

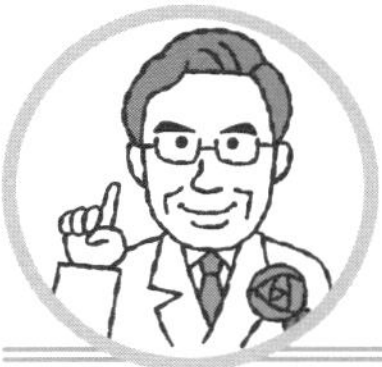

8か所血管エコー検査による脳梗塞・心筋梗塞リスクレベル基準

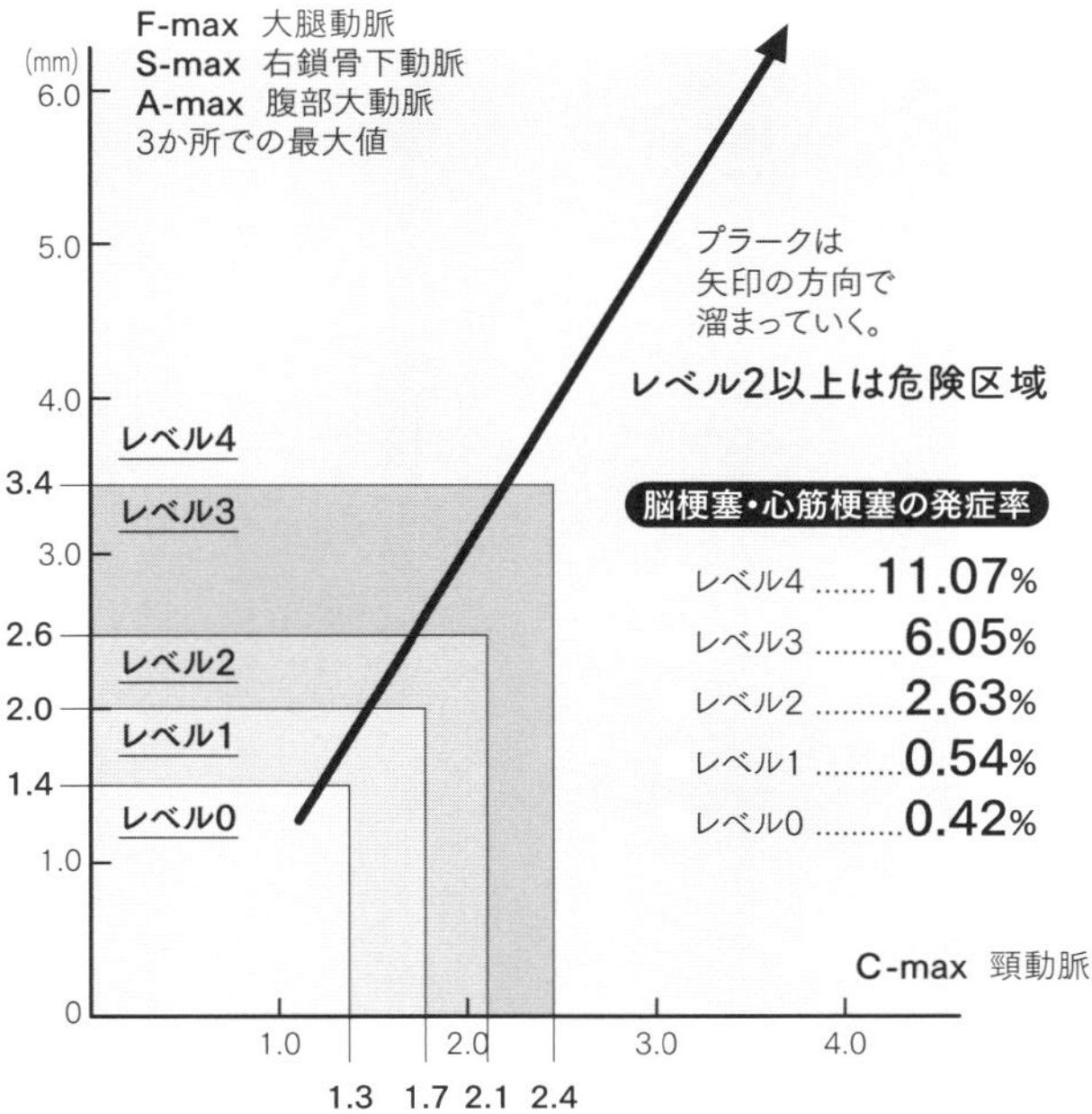

＊50歳以上4715名をもとに作成（脳梗塞197名、心筋梗塞80名）

- **リスクレベル3以上**……極めて高い確率で数年以内に脳梗塞・心筋梗塞になる。
- **リスクレベル2以上**……このレベルで対策すれば、97.8％（271/277名）の確率で脳梗塞・心筋梗塞の発症を予知・予防できる。
- **リスクレベル0〜1**……例外を除いて脳梗塞・心筋梗塞の心配はない。

検知できません。

呂律《ろれつ》が回らない、手に力が入らない、視野が狭くなる、意識が遠のく……といった症状が一時的に起こる「**一過性脳虚血発作**」**の場合は、脳ＭＲＩでは**「**異常なし**」**という結果になります**。ですから、安心してはいけません。一過性脳虚血発作の症状があるなら、８か所血管エコー検査を脳ＭＲＩに追加して受けるべきです。

８か所血管エコー検査を行うことで、全身（脳を含めて）の動脈のコンディションを正しく認知でき、未然に脳梗塞を予知・予防できます。

医療従事者のみなさんがもし本書を読んでいたら、８か所血管エコー検査を行うようにお願いしたいです。ただし現状では、頸動脈エコー検査後にほかの3か所の血管を検査しても保険請求はできません。病院側としては8か所を検査するとなると時間がかかるうえ、かなりの実質収入減になります。こうしたことが、普及を妨げている要因となっているのでしょう。

混合診療解禁になるか、８か所血管エコー検査が保険請求可能になることを願ってやみません（２０１８年１月現在）。

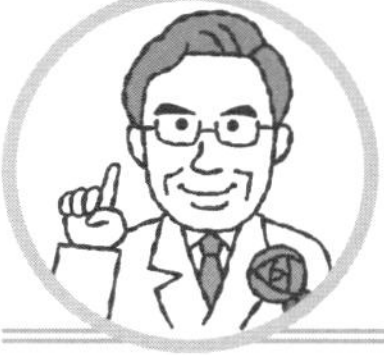

脳梗塞の進行を滝に例えると……

8か所血管エコー検査に基づく「脳梗塞・心筋梗塞のリスクレベルの基準」に当てはめ、脳梗塞の進行をリスクレベル0～4の段階で示したイメージ図。リスクレベル2からは脳梗塞になる可能性がある。脳MRIで診断できるのは微小でも脳梗塞になってから。それ以前に気づくことができれば、RAP食での食事改善などで予防できる。

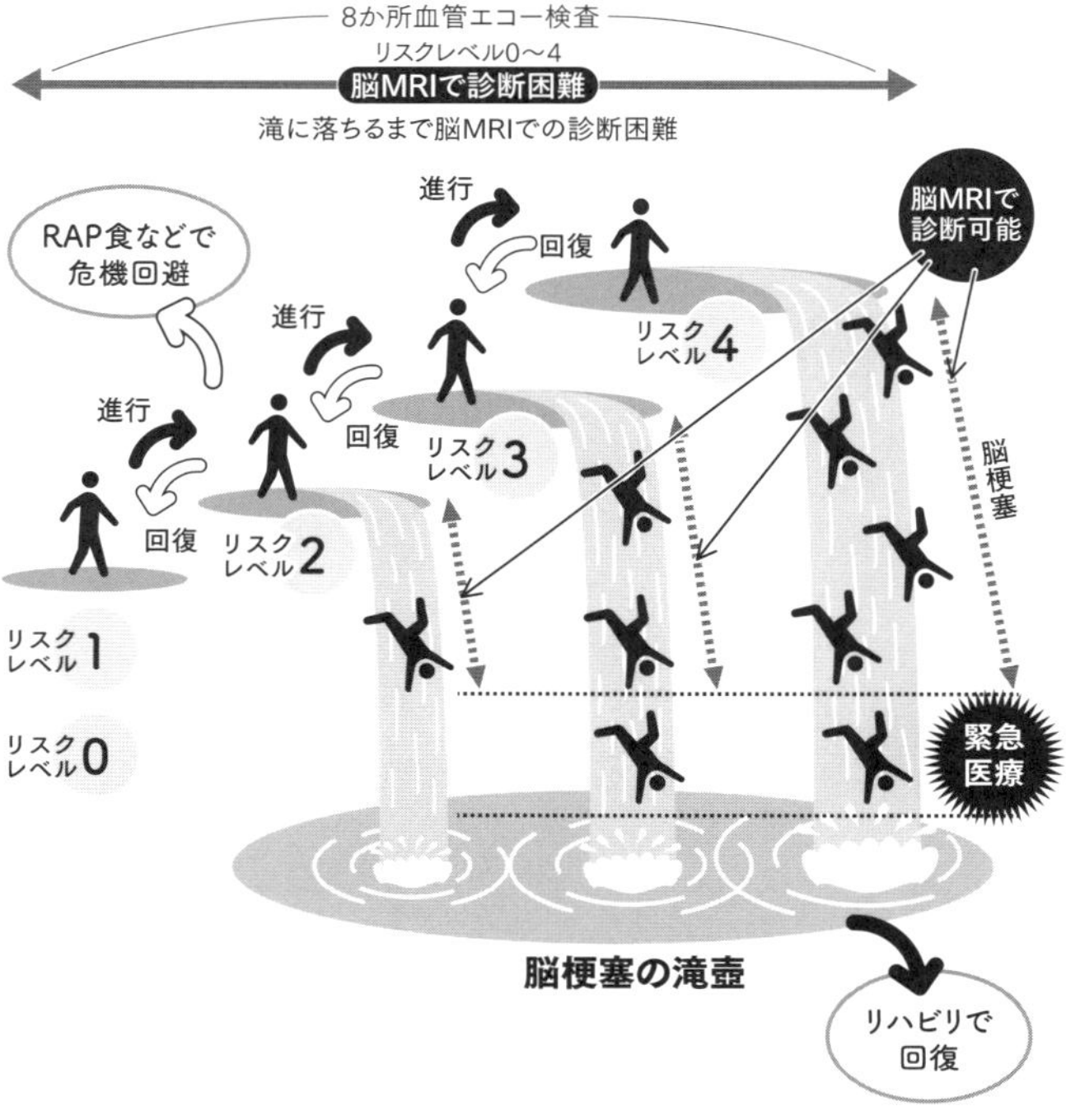

血管プラークの平均値で寿命がわかる。10㎜を超えると危険度大

◎いわゆる〝健康な人〟の頸動脈プラーク肥厚の平均値は？

今後は人間ドックや健康診断で頸動脈エコー検査が普及するでしょう。参考になるように、各年代の血管プラークの厚さの平均値（男女別）を掲載します。脳・心血管の病歴などのない、いわゆる〝健康な人〟4762名の平均値です。将来的には、右（左）鎖骨下動脈（S−max）や腹部大動脈（A−max）、大腿動脈（F−max）のエコー検査を行う施設も増えると思いますので、その際もぜひ参考にしてください。

男性が女性よりも短命なのは、女性ホルモンの関係ではなく、男性のほうが10年も早くT−max値が10㎜に達するからです。

T−maxは食べ物のカス（利用されなかった脂質が、超微粒子になって血管壁内に沈殿したもの）ですから、カスが多く出る食べ物をたくさんとれば、それだけT−

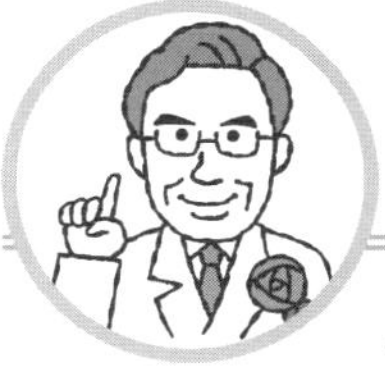

寿命に近づくほど T-max値が高くなる

当院で行っている8か所血管エコー検査の症例4762名ぶんのデータから平均値を算出したもの。全身の総プラークの指数T-max値が年代と連動していることがわかる。

各年代の血管プラークの厚さの平均値

男性(1962名)

年代	人数(名)	S-max (mm)	F-max (mm)	C-max (mm)	A-max (mm)	T-max (mm)
20代	28	0.88	0.80	0.64	0.80	2.89
30代	135	1.13	0.88	0.81	1.11	3.93
40代	314	1.43	1.14	1.29	1.71	5.58
50代	511	1.74	1.51	1.55	2.30	7.09
60代	622	2.10	1.91	1.91	3.06	8.98
70代	315	2.33	2.23	2.02	3.44	10.02
80代	37	2.43	2.55	2.39	3.51	10.87

女性(2800名)

年代	人数(名)	S-max (mm)	F-max (mm)	C-max (mm)	A-max (mm)	T-max (mm)
20代	20	0.83	0.57	0.57	0.73	2.69
30代	114	1.13	0.61	0.72	0.90	3.36
40代	318	1.35	0.79	0.99	1.16	4.29
50代	744	1.61	1.03	1.20	1.48	5.32
60代	1004	1.96	1.39	1.41	1.95	6.72
70代	504	2.31	1.86	1.69	2.59	8.46
80代	96	2.53	2.43	1.98	3.13	10.06

＊脳・心血管イベント歴がない症例で、2007〜2016年12月までにT-maxを測定できた20〜89歳までの4762名

＊各数値の示すエコー検査の部位は以下の通り(検査の詳細はP8)

S-max ＝右鎖骨下動脈〜腕頭動脈、左鎖骨下動脈におけるプラークの最大肥厚

F-max ＝左右の大腿動脈におけるプラークの最大肥厚

C-max ＝左右の頸動脈におけるプラークの最大肥厚

A-max ＝腹部大動脈〜腸骨動脈におけるプラークの最大肥厚

T-max ＝S〜A-maxを足した全身の総プラーク量の指数、動脈硬化進行の程度を表す実数

max は上昇することになります。**T－max 値＝10㎜は、平均寿命の動脈硬化レベル**です。

◎T－max値が10㎜を超えていたら若くても命の危険がある

T－max 値とは、8か所の血管すべてを見て、場所ごとのもっとも高値の4か所の最大値の合計です（P8）。T－max 値によってひとりの人間の動脈硬化の程度を正確にデジタル数字で表現できるようになりました。T－max は、現在の疫学調査に取って代わる、科学的な総合動脈硬化実数なのです。実数が出せれば、全ての生活習慣が、動脈硬化にどのように関係しているかを数学的に証明できます。

食習慣を大きく変えることなく食事をとっていれば、**食べ物のカスは年齢に応じて溜まっていき、当然T－max 値は段々と高くなります。**平均年齢が1歳上昇すれば、平均T－max も1歳ぶん上昇するのです。**男性70代以上、女性で80代以上がT－max 10㎜。**これは寿命とプラーク量の見事な相関関係だと言えるでしょう。つまりT－max 値が10㎜を超えていたら、どんな年齢でも命の危険があるということです。

頸動脈プラークの厚さが1・8㎜以上なら脳梗塞・心筋梗塞が起こりやすい

1・8㎜以上なら副作用の少ない抗血小板薬であるEPA製剤を服用

脳梗塞や心筋梗塞を発症した患者さんの血管プラークの平均値がわかれば、その数値になる前に治療を始められ、予防の精度が高まります。

当院の50歳以上の患者さんを対象に行った検査結果の集計によると、**脳梗塞（172名）の頸動脈プラーク検査（C－max）の厚さ（高さ）平均値は、男性では2・6㎜、女性では1・9㎜です。心筋梗塞（72名）では男性では2・4㎜、女性では2・3㎜です。**この数値はあくまでも平均値なので、1・8㎜から対応をするべきです。

不思議なことですが多くの医師は、頸動脈プラークの厚さが2・5㎜以上になっていても抗血小板薬を処方しません。この段階に至ってもスタチン剤を処方し、LDL

が低下すれば脳梗塞や心筋梗塞のリスクを下げられる、と考えているのです。スタチン剤は前述した通り、プラーク退縮には逆効果になってしまうので、注意しなければなりません。

◯担当医に抗血小板薬を処方してもらえないか相談して

私は通常、脳梗塞・心筋梗塞リスクレベルが2以上（C-max1・8㎜以上）なら、**副作用の少ない抗血小板薬・EPA製剤やEPA＋DHA製剤の服用をおすすめ**しています。私の集めた多くの症例が、効果を証明しています。

患者さん自身が、医療を選択する時代です。自分の頸動脈プラークが該当するとわかったら、ぜひ本書を持参のうえ、担当医に抗血小板薬を処方してもらえないか相談してみてください。でも、「スタチン剤しか使わない」方針の医師も多いので、複数の病院に相談する必要があるかもしれません。

頸動脈のプラークが脳に飛んで詰まり、脳梗塞になるわけではない

◎頸動脈プラークが剥がれて脳に飛ぶわけではない

医師が脳梗塞などの予防として頸動脈プラークの数値を重視するのは、脳梗塞が一般的に「頸動脈プラークが剥がれて血流に乗って脳の血管で詰まる」と考えられているためです。

しかし、頸動脈プラークを剥がす手術（頸動脈内膜剥離術・頸動脈ステント留置術）を受けても、脳梗塞のリスクは低下しません。**頸動脈プラークは脳梗塞の直接的な原因ではない**のです。不安定なプラークでも怖がる必要はありません。

私は、長年の経験から基本的に脳梗塞は脳血管内のプラークが引き起こすものだと考えています。さらに血液の塊（血栓）が飛んで脳梗塞が起こるケースとしては、次のふたつが原因だと考えられています。

ひとつは、心臓の壁に穴があいている場合です。心臓は四つの部屋に分かれていますが、その隔壁に穴があいているとき、**静脈で生じた血栓が肺でとらえきれずに頸動脈・椎骨動脈を流れ、脳の血管に詰まる**ことがあります。もうひとつは、心臓で生じた血栓が頸動脈や椎骨動脈を流れて脳の血管に詰まる場合です。

◎全身のプラークが多いほうが脳梗塞になりやすい

こう確信するにはいくつかの根拠があります。

①脳梗塞になった患者さんの半分は頸動脈プラークの量が少なかった

2017年8月末までに当院を受診した脳梗塞後の患者さん210名中、頸動脈プラークの肥厚が2㎜以下の人は109名（51・9%）。つまり脳梗塞の52%は、頸動脈プラークの狭窄率が比較的軽い30%程度以下での発症でした。

②頸動脈以外の場所にプラークがある人の8割近くが脳梗塞を発症

頸動脈プラークが2㎜以下で脳梗塞になった109名のなかで、リスクレベル2以上（頸動脈以外の動脈に2・01㎜以上のプラークが堆積）の症例は95名（87・2

%）でした。つまり、**頸動脈プラークがたくさん溜まっていなくても、ほかの血管にプラークがたくさん溜まっている人は高率に脳梗塞**になっています。

①と②から考えると、頸動脈を含めて身体各所のどこかにプラークが多く堆積している人が脳梗塞になっているのです。「脳血管のある場所にプラークの一部が頸動脈から剝がれて飛んできて脳梗塞になる」という仮説よりも、「**ある部分の脳動脈にプラークが堆積し、その部分において脳動脈が狭くなり、その場所で血液が流れなくなって脳梗塞になる**」と考えるほうが自然です。

さらに頸動脈プラークの一部が剝がれ飛んで脳梗塞になるなら、次のようなことも起こらなければおかしいのです。

例えば大動脈（起始部や弁）に貼りついたプラークが剝がれ飛び、心筋梗塞が起こるようなケース。もしこのプロセスで心筋梗塞が起こるなら、冠動脈のバイパス手術や血管を広げるステント留置術は、予防的治療にはならないでしょう。

また大動脈や腸間膜動脈のプラークが剝がれ飛び、腸管の血管を詰まらせて腸管壊死が起こるケース。でも実際には、両方のケースとも起こりません。

○抗血小板薬とRAP食が脳梗塞予防の近道

つまり頸動脈プラークが剝がれ飛ぶこれまでの定説は、仮説にすぎません。

頸動脈が狭くなっている状態に対して、重い合併症を覚悟してまで手術を受ける意味は極めて小さいのです。

頸動脈に高度の狭窄がある人は、脳内動脈のどこかにもプラークで狭まっている部分があると考えるのが妥当です。頸動脈だけをその場しのぎでステントや内膜剝離術などで広げても、根本的な問題解決にはならないからです。

頸動脈狭窄症の治療としては、抗血小板薬を服用しながら（可能なら医療機関で処方されたＥＰＡ製剤を併用して）、第4章で紹介するプラークを減らす「ＲＡＰ食」を行うほうが、安全で確実な脳梗塞予防策と思われます。

すでに**頸動脈ステント留置術や内膜剝離術を受けた人も、脳動脈の狭窄部分はそのまま存在しています。治療でリスク低下にはなりません。**「ＲＡＰ食」を励行することをおすすめします。

88歳でも血管プラーク年齢が30代なら、あと50年は生きられる

◎病に倒れる順番は、プラークが溜まった順

8か所血管エコー検査によるT－max値は、総合動脈硬化（プラーク）実数であり、健康寿命を決める鍵となります。別の言い方をすれば、病に倒れる順番は年齢順ではなくて、プラークが溜まった順なのです。

男性の場合、**T－max値が12㎜以上の人は、動脈硬化がとても進んでいる人たちです。一方、T－max値が6・1㎜以下の人は、動脈硬化があまり進んでいない人たちです。**

巻頭でご紹介したように、50代でT－max値が12㎜以上の人たちと、70代でT－max値が6・1㎜以下の人たちでは、血管プラーク病で倒れるのは50代の人たちです（P9）。50代でT－max値が12㎜以上の人たちは、すでに34％の人が脳・心血

管の病気を発症していました。ここには突然死の症例は含まれていないため、実際のパーセンテージはもっと多いはずです。

一方、**70代でT−max値が6・1㎜以下の人たちでは、ひとりも脳・心血管の病歴が見られませんでした。**女性の場合も同様の結果が得られています。

油や脂を多くとるような悪い食習慣をもっていると、健康寿命は20年以上も縮まってしまうのです。

◎血管プラーク年齢が若ければ、そのぶん長生きできる

高齢でも「倒れる順番はまだまだ後です」と言えるようなよい例があります。

〈ケース〉88歳でもプラーク年齢は30代

この女性の父親は62歳で脳卒中と心筋梗塞を起こし、急逝。母親は98歳で老衰で亡くなりました。夫は75歳で脳梗塞による半身麻痺となり、80歳で他界しています。

そのため「自分もいつ倒れるか不安で、倒れないように仏壇に祈っている」と話し

ケース　高齢でもプラークが少ない　88歳・女性

8か所血管エコー検査の結果

リスクレベル	S-max（mm）	F-max（mm）	C-max（mm）	A-max（mm）	T-max（mm）
1	1.6	0.9	1.1	1.0	4.6

その他の健康診断の数値

LDL値（mg/dl）	HDL値（mg/dl）	中性脂肪値（mg/dl）	BMI	高血圧	糖尿病
98	56	114	23	—	—

ていました。

当院で8か所血管エコー検査を行ってみると、そんな心配は無用という状態でした。

女性はごく一般的な食事をとっていましたが、**揚げ物の衣を外して食べる**という食習慣をもっていました。刺し身と野菜が好きで、肉類はほとんど食べません。

主食は白米ですが、恐らく少量なのでしょう。高血圧や糖尿病もなく、標準体重。コレステロール値も正常でした。

実年齢は88歳。しかし血管プラークの年齢は30代。もちろん悪性腫瘍など他の要因は避けられませんが、血管だけを見ればあと50年は生きられるはずです。88年間でこれだけですから。

8か所血管エコー検査以外では、どの検査で動脈硬化の危険度がわかる？

◎L／H比と食習慣点数で、プラーク年齢の若さが予測できる

8か所血管エコー検査を行ってT－max値を出すことが、血管プラーク病の予知・予防にはもっとも有効です。とはいえ、今のところ当院以外ではほとんど行っていませんから、一般的に普及している検査では何が役立つのでしょうか？

・L／H比

動脈硬化の進行度がわかると言われているLDLコレステロールとHDLコレステロールの比率の値です。

・食習慣点数表

当院が患者さんの食習慣を把握するために行っている食習慣点数表です。脂肪や油脂、糖分の摂取程度、また好みの食べ物から家族の病歴までチェックし、点数で算出

するアンケート。本書の巻末に添付していますから、ぜひやってみてください。

両者はいずれもある程度の血管プラークの進行具合を把握することはできます。ただ、明確なものではありません。また、双方の数値の高低が互いに関連し合うかというと、そうでもありません。これはそれぞれが別々のプラーク増加因子を表しているのだと考えられます。

プラーク量の多さではなく、どの程度ならプラーク量が少ないと言えるのかを調べてみたところ、**L／H比が1・5以下、食習慣点数が119点以下の人たちが、平均のプラーク量よりも少なく、プラーク年齢が10歳程度若い**と予測できました。

◎採血でチェックすべきはLDL値より中性脂肪値

・中性脂肪値（TG値）

健康診断などでの随時採血では、コレステロール値とともに中性脂肪値（TG値）もわかります。このTG値と血管プラークとの関係を検討してみました。

男性の場合、随時採血のTG値は動脈硬化の程度をよく反映していました。**TG値**

が高いと、頸動脈や右鎖骨下動脈ではなく、大動脈や大腿動脈にプラークが堆積しやすい傾向があります。健診の数値ではLDL値よりもTG値のほうが有用だと言えます。

女性では**随時採血のTG値が200以上の場合はプラークがより堆積**しています。ただしその場合は、頸動脈や大動脈に堆積しやすい傾向が見られます。

◯女性に限り、肥満度とプラークの量に関連が見られる

・BMI

肥満度を表すBMIは、**男性の場合では血管プラークの程度とはまったく関係がありません。**糖質制限食などで肥満が解消されても、プラークが減ることは望めません。

しかし女性の場合は少し違います。肥満に区分されるBMI25以上の人たちでは、T-max値がわずかではありますが明らかに高くなるのです。**女性に限り、肥満であるほどプラークは多く堆積している**と考えられます。

女性の肥満は男性に比べると、喫煙やアルコールの影響が少なく、ダイレクトに高カロリーの食べ物の影響が反映されるためでしょう。

肉好き、揚げ物好きなら、30代でも血管プラーク年齢は60代以上

食習慣次第で若者も8か所血管エコー検査を受ける必要がある

肉や揚げ物の食べすぎが動脈硬化の一因である、ということはすでにおわかりと思いますが、その影響は、予想以上に大きいものです。実年齢が30代でも、プラークをはかると、血管プラーク年齢が60代以上という人もいるのです。

当院を受診した36歳以下の患者さん（男女）のうち、脳梗塞・心筋梗塞リスクレベルが3、4であった9名をリストアップしました（P177）。9名中1名（女性）は脳梗塞の発症後で、スタチン剤を服用していました。他の8名も近いうちに脳梗塞・心筋梗塞を発症する恐れがある若者です。プラークの値を見ると、60代以上に匹敵するデータもあり、現時点で倒れていないのが不思議なほどです。

彼らの食習慣の特徴を見ると、**肉が大好きまたは好きな人は9名中7名、揚げ物が**

大好きまたは好きな人は9名中6名、甘い物や菓子（菓子パン含む）が好きな例も目立ちました。

若年者に関する希少なデータから、次のような教訓が得られました。

①**LDL値は動脈硬化（プラーク）の進行予測においてまったく当てにならない。**

②**体重も、動脈硬化の進行予測においてほとんど当てにならない。**

③リスクレベルの高い若者は、肉や揚げ物を好きな者が多い。

④9名中4名（44・4％）が喫煙者であった。

⑤**頸動脈エコー（C－max）が1・5㎜以上の例をチェックしたとしても、9名中1名（11・1％）の若者しか助けられない。**

⑥40歳以下でも、食習慣次第では8か所血管エコー検査が必要である。

忙しくても、収益にならなくても、医の原点は「仁心仁術」です。思いやりをもって患者さんに向かわなければなりません。**医師にはせめて右鎖骨下動脈（S－max）までチェックしていただきたい。**そうすれば、9名中6名（66・7％）の若者を助けることができるのです。

36歳以下で脳梗塞・心筋梗塞リスクレベル3&4の例の詳細

リスクレベル	年齢（歳）・性別	特徴	LDL値（mg/dl）	BMI値	C-max（mm）	S-max（mm）
4	35・女性	・スタチン剤服用 ・脳梗塞発症後 ・好物＝甘い物、肉、野菜、魚	39	31.2	2.15	4.20
3	34・女性	・好物＝肉 ・喫煙	96	18.1	1.0	3.4
3	31・女性	・好物＝菓子類、野菜、揚げ物 ・朝食＝パン＆バター（半年間ココナッツオイル使用）	97	19.1	0.51	3.31
3	30・男性	・好物＝甘い物、肉、魚 ・喫煙	91	20.1	1.2	2.7
3	35・男性	・好物＝肉、魚、揚げ物 ・朝食＝パン・ジャム ・昼食＝菓子パン ・夕食＝コンビニ弁当（揚げ物中心）	124	21.3	0.82	2.88
3	36・女性	・好物＝野菜、魚、揚げ物	108	23.4	0.3	2.8
3	32・男性	・好物＝肉、甘い物、揚げ物 ・喫煙	124	25.4	1.2	1.0
3	35・男性	・好物＝肉、揚げ物 ・飲酒 ・運動	83	21.9	0.9	0.9
3	31・男性	・好物＝甘い物、肉、野菜、魚、揚げ物 ・喫煙	143	25.7	1.02	0.55

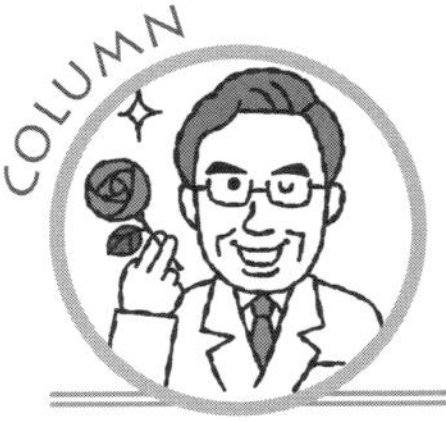

え、これも？動脈硬化が改善すれば治せる病気と不定愁訴

T-max値が教えてくれた動脈硬化がもたらす健康被害

睡眠時無呼吸症候群（SAS）、こむら返り、頭痛……、いろいろな病気や症状に動脈硬化（プラーク）が大きく関係しています。総合血管プラーク（動脈硬化）の実数T-maxで科学的に証明できます。

気になる病気や症状がある人は、8か所血管エコー検査を一度は受けるべきです。これらの病気や症状を危険信号と真摯にとらえて、前向きにRAP食（第4章）を生活に取り入れましょう。

●T-max値で見える病気と動脈硬化の関係

平均T-max値	病名・症状
11mm以上	冠動脈バイパス術、慢性腎不全、腹部大動脈瘤、大動脈弁閉鎖不全・狭窄症、心筋梗塞、肝細胞がん（原因＝非アルコール性脂肪性肝炎）、腎機能障害、冠動脈ステント留置術
10mm以上	加齢黄斑変性、一過性脳虚血発作、脳梗塞（50歳以上）、認知症、パーキンソン病、前立腺がん、複視
9mm以上	くも膜下出血、無症候性脳梗塞、心房細動（発作性、慢性）、脊柱管狭窄症、糖尿病、脳白質病変（微小梗塞）、大腸がん
8mm以上	脳出血、高血圧、一過性黒内障、安静時狭心症、不整脈、大腸ポリープ切除歴、脳動脈瘤、顔面神経麻痺（50歳以上特発性）、睡眠時無呼吸症候群（SAS）
7mm以上	網膜静脈閉塞症

＊20歳以上の5106名を母集団として

●もっともプラークが堆積していた人たちは冠動脈バイパス手術や腎臓の透析治療を受けていた。
●がんも、プラークが原因で生じる場合がある。とくに関係が深いのは、脂肪肝に発生する肝細胞がん、前立腺がん、大腸がんなど。
●心房細動の原因は心臓ではなく「口」。口からプラークの原因となる食品をとり、冠動脈にプラークが溜まる。心臓にストレスがかかり、不整脈が出るようになる。酒類の多飲などでさらにストレスがかかり、心房細動になる。
●特発性の顔面神経麻痺も動脈硬化の関連疾患。50歳以上での顔面神経麻痺や顔面痙攣などもプラークが原因。脳動脈が拡張、顔面神経を圧迫しているために発症。三叉神経痛や舌咽神経痛も同様。

30歳以上の症例におけるT-max値と症状との関係

平均T-max値	病名・症状
8mm以上	朝のふらつき
7mm以上	手・足の冷感、立ちくらみ、食習慣点数(250点以上)、胸の圧迫感(違和感)、頭重感、日中のめまい、こむら返り、肥満(BMI25以上・特に女性)、いびき
6mm以上	普通体重(BMI18.5〜25未満)、自覚症状なし、低体重(18.5未満)、肩こり
5mm以上	動悸、頭痛
4mm以上	食習慣点数(79点以下)

＊2014年10月1日〜2016年8月15日までに集まった1347名の症例より

●平均年齢55歳時点でもっとも血管プラークが少ない人たちのT-max値は4.88㎜で、「食習慣点数(P236〜237)は79点以下、魚は大好きではない」という傾向が見られたグループであった。
●T-max値5㎜以上は全て動脈硬化が影響した自覚症状であると証明できる。
●血管プラーク(動脈硬化)が退縮すれば、これらの症状は根本的に解消する。頭痛、肩こり、こむら返り、いびきなども改善する。

動脈硬化を治せば目の難病も治せる

治療をあきらめざるを得なかった目の病気も、目の動脈に血管プラークが溜まっていることが引き金となって起こっていることがわかりました。8か所血管エコー検査を受け、RAP食に取り組んでプラークを減らす努力をすれば、これらの病気も改善します。

同時に、全身のプラークを減らすことにもつながりますから、将来の脳血管疾患のリスクも消滅させることができます。

網膜静脈閉塞症

昔は少なかった網膜静脈閉塞症が40〜50代に増えています。この病気も動脈硬化と食習慣が関係しています。油脂類のとりすぎなどの食習慣によって眼底の動脈のプラークが急激に肥厚すると、その部分と交差している網膜静脈が圧迫され、静脈のバイパス形成が間に合わずに静脈が拡張します。

その結果、静脈から血漿成分《けつしようせいぶん》がしみ出したり(網膜浮腫)、赤血球が網膜内にしみ出したりして(静脈性眼底出血)、視力が急激に低下します。

●眼底の動脈以外の、体の1か所以上にプラーク堆積が見られた

この病気も原因は動脈硬化ですから、根本的な治療は動脈硬化を改善することです。また、12名を8か所血管エコー検査で調べたところ、**12名全てに、少なくとも1か所に眼底の動脈以外でプラークが多量に堆積**している場所が見つかりました。

《ケース》4か月間のRAP食で改善　46歳・女性

2017年2月の時点では、右頸動脈分岐部の動脈径は6.4㎜、プラークは3.54㎜。4か月間のRAP食などによる治療で、同年6月には動脈径が0.7㎜縮小、プラークは1.48㎜も退縮しました。視力は急速に改善しているので、眼底の動脈でも同様の現象が起こっているものと期待されます。つまり、網膜動脈の径が小さくな

り、静脈の圧迫が減り、血流が再開していると考えられます。

網膜静脈閉塞症の原因は、眼底の動脈局所でのプラークであると言っても過言ではありません。しかし、現在の定説では動脈硬化を治すことは不可能とされ、この病は不治の病としてとらえられています。が、動脈硬化は治せるのですから、網膜静脈閉塞症も治せます。希望が見えてきました。

一過性黒内障

片方の目の視力が急激に低下(視野の一部が急に欠ける)し、数分程度で回復する症状です。頸動脈狭窄がある人がなりやすく、一過性の脳虚血発作と考えられています。つまり、頸動脈のプラークが剝がれて飛んで、目で得られた情報を認識する脳の組織が、一過性の循環障害に陥って生じる現象(一過性脳虚血発作)の一部です。その他、網膜動脈閉塞症の前触れとして、網膜動脈のプラークによる狭窄部分が一過性に流れが閉ざされて生じる場合もあるとされています。

頸動脈ではなく、網膜動脈にプラークが堆積している

大部分の脳梗塞は脳血管自体がプラークによって狭まり、閉塞して生じると考えられます。そのプラークを減らすことが重要です。

私が患者さんのデータを分析したところ、一過性黒内障になった場合には**頸動脈に限らず体の血管のどこかにプラークが溜まっている**という事実がありました。大部分の一過性黒内障は、頸動脈からプラークがちぎれて飛んで起こるのではなく、目の情報を処理する脳組織に栄養を送る動脈、または**網膜動脈のプラークによって狭窄が生じ、血液の粘りが強まった場合に、その部分が一時的に詰まることで発症**すると考えるほうが自然です。

一過性黒内障を発症したら、8か所血管エコー検査を受け、RAP食に取り組んでプラークを減らす努力をすれば、一過性黒内障はもちろんのこと、将来の脳梗塞のリスクも消滅させることができます。

加齢黄斑変性

網膜の中心にある黄斑部に異常が生じて、物がぼやけて見えたり、ゆがんで見えたり、黒い点が見えたりするなど、視力が障害される病気です。「滲出型《しんしゅつがた》」と「萎縮型」があり、日本人では「滲出型」が多いようです。

「滲出型」は異常な血管「新生血管」が脈絡膜の血管から網膜の下までのびてきて、網膜がなだらかなポリープ状に盛り上がることや、新生血管から血液成分が漏れ出したり、出血したりすることで発症します。

●動脈硬化の血管に代わって、新しい血管が作られる

そもそも新生血管とは、既存の動脈が何らかの影響で閉塞したり、狭窄したりした場合に、自己防衛反応として生じる生体反応です。例えば、がんでも新生血管が生じることがありますが、がん細胞が死滅すると新生血管も消えるように、新生血管を作る必要があった原因が解決すると、その役目を終えて消えます。

加齢黄斑変性の場合、**既存の血管が動脈硬化などで必要量の血液を供給できなくなったため、黄斑部の組織を守るために新生血管ができる**のでしょう。加齢黄斑変性も、根本的に治したいなら、まず既存の血管の動脈硬化（プラーク）を減らす必要があります。症例を紹介します。

《ケース》治療から2年半で視力回復　67歳・男性

2008年8月の初診時は、右頸動脈分岐部のプラークが2.2㎜でした。当院でプラーク退縮治療を開始し、1年後には右目の中心部のボケがやや改善、2年6か月後には黒い点が消失し、左目の視力も回復、4年後には黒い点が消失し、ややカスミが残っている程度まで回復しました。このときの右頸動脈分岐部のプラークは、1.6㎜まで退縮していました。iPS細胞の前にRAP食をおすすめします。

第4章

薬より食事で治す。RAP食で病気以前の体を取り戻す

60歳過ぎてから油をとり続けると急激に動脈硬化が進んでしまう

○悪い食習慣の人はよい食習慣の人の3倍、脳梗塞、心筋梗塞になりやすい

血管内にプラークが溜まり、動脈硬化が進行する最大の原因は食事なのは明らかです。当院では来院された患者さんに「食習慣点数表」という食習慣の問診用の配点用紙をお渡ししています（P236〜237）。この**点数表を使うと、現在の血管プラークの状態をある程度推定する**ことができます（P185）。

当院の男性・50歳以上の患者さんたちの食習慣点数表から、病気との関係を調べてみたところ、相関が見られました。点数が高いほど、プラークが溜まりやすい食習慣のもち主だとわかったのです。点数が119点以下の人に対して、250点以上の人たちの脳梗塞、心筋梗塞、高血圧、糖尿病、睡眠時無呼吸症候群（SAS）の発症率は約3倍、心房細動では3倍以上見られました。大腸がん2・7倍、腹部大動脈瘤1・

●食習慣点数表と症状・疾患の関係

食習慣点数	例	T-max値（mm）	脳・心血管イベント（%）	高血圧（%）	心房細動（発作性・慢性）（%）	糖尿病（%）	前立腺がん（%）	大腸がん（%）	腹部大動脈瘤（%）	睡眠時無呼吸症候群（SAS）（%）
250点以上	1069	9.36	21.2	45.1	3.1	18.1	3.5	2.7	2.3	12.4
120〜249点	499	8.82	12.4	28.3	2.6	11.4	3.6	1.0	3.0	10.2
119点以下	141	7.88	7.1	15.6	0.0	6.4	2.1	0.0	1.4	4.2

＊50歳以上の男性1709名の食習慣点数表と病歴より

6倍、前立腺がん1・7倍……。今までの食習慣がいかに病気を招いているかがわかります。

◎高齢になって油をとり続けると血管プラークは急速に溜まる

60歳をすぎても、揚げ物や油炒め、脂の多い肉や魚などを食べ続けると、プラークは若いときより速いスピードで溜まっていきます。

〈ケース〉62歳男性と58歳女性の4〜5年間のプラーク量の変化

当院にて2008年に右頸動脈のプラーク量をはかった60代の男性は、食習慣点数が264点とかなり高めでした。日にたばこ10本を吸う

ケース 血管プラークの堆積スピード

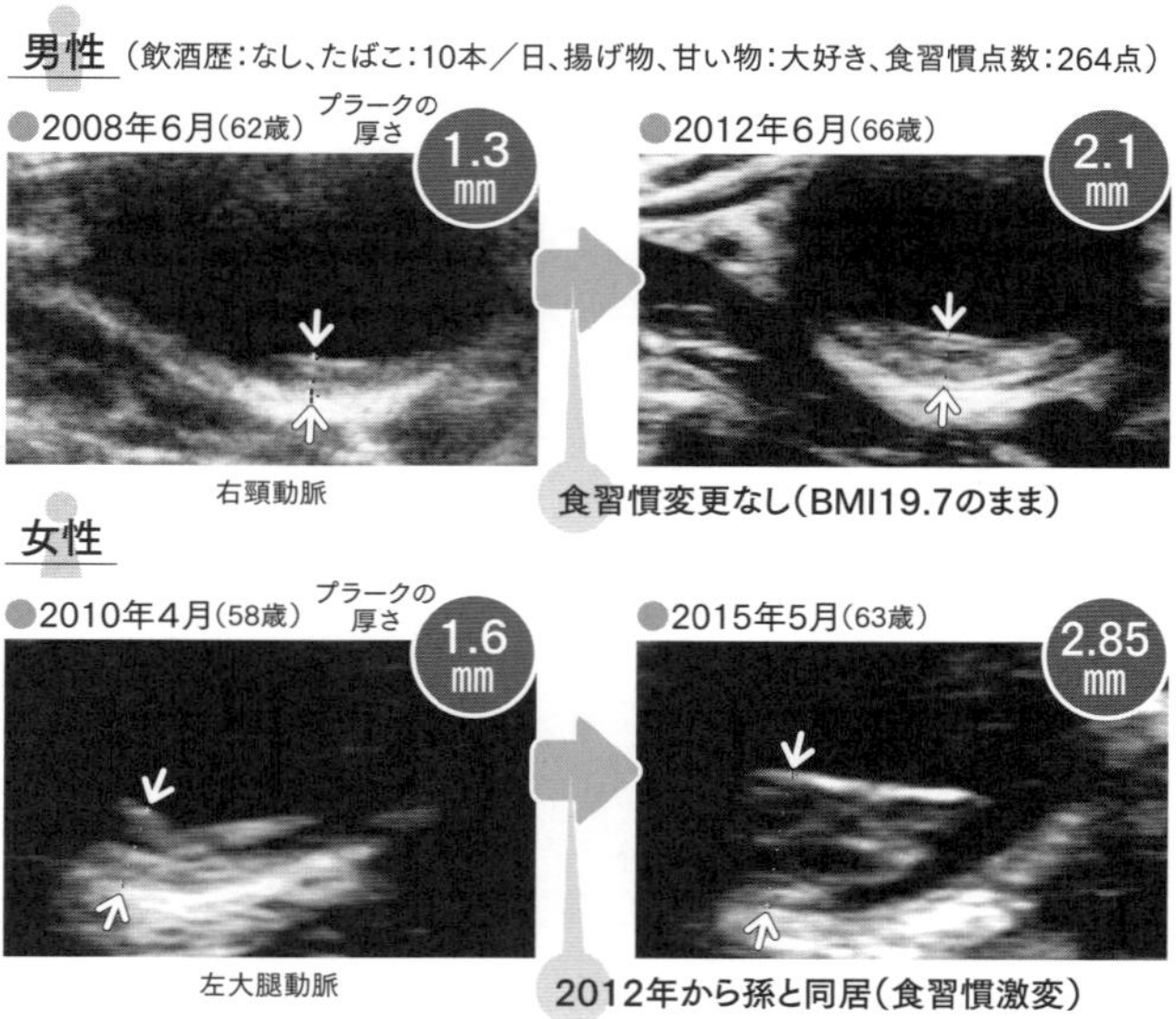

スモーカーで、揚げ物、甘い物が大好物。60代になっても食生活を変えることがありませんでした。

4年後に同じ場所をはかってみると、プラークの厚さは0・8㎜も増していました。体重の変化はなかったのに、確実にプラークは増えていたのです。

また、2010年に50代後半で左大腿動脈のプラーク量を測定した女性の場合、5年間で1・25㎜もプラークが肥厚しました。**食生活に変化がなかっ**

たか尋ねてみると、2012年からお孫さんたちと同居を始めたとのこと。これまでの食生活では積極的にとっていなかった揚げ物や肉をとるようになった影響が表れています。

オーガニック料理で使われている油も要注意

他にも巷《ちまた》の健康情報を信じて、体によいとうたわれる植物油を過剰にとり続けている人の血管プラークが、3㎜以上溜まっている例をよく目にします。**油はあくまで油なので、血管プラークにとっては悪影響**でしかありません。しかし医学関係者ですら、よく理解していないのが現状です。

医学関係のある研究会で、オーガニック弁当が配られました。主催者の有り難い気配りでしたが、私はおかずの半分を残しました。理由は、料理の半分はオーガニックな油を使った油炒めや揚げ物だったからです。「体にやさしい」食べ物でも「血管プラークにやさしい」食べ物ではありません。

オーガニック栽培による植物油は健康にいいと教えられてのことでしょう。

揚げ物、肉、酒、たばこで寿命が8～15年短くなる

何を好むかで、死が近くなる

動脈硬化の原因が食べ物と生活習慣にあることは明らかです。とくに主要な原因と考えられる食品や習慣と、8か所血管エコー検査で算出するプラーク総量の実数・T－max値との関係を見てみました。T－max値から年代の平均を推測することができます（P161）から、**食品や習慣をどれだけ好むかで、どのくらい平均寿命より寿命を縮めているのかまでわかる**のです（P191）。

・**揚げ物**……揚げ物を普通に好む人と、大好きな人とではT－max値に1・94㎜の差が出ます。この差は、健康な人の年齢に換算すると、**約10～13年ぶんに相当**します。言い換えれば、その年数だけ「死」に近づいていることになります。

・**肉**……肉が大好きな人は、普通に好む人よりT－max値に1・15㎜の差が出ま

す。この差は、**8〜10年も普通の人より「死」に近づいています。**

・**酒類……**酒類が大好きな人と、酒類をほとんど飲まない人では、T－max値に2・58㎜の差が生まれ、これは約15年ぶんに相当します。**酒が大好きというだけで、約15年も寿命が縮まってしまう**のです。

・**甘い物……**甘い物では男女で差が見られました。まず女性では、大好きな人と普通の人との間で、プラークの総量であるT－maxより、右鎖骨下動脈S－max値において0・24㎜の差が生じました。これは**健康な女性の年齢に換算すると約8年ぶんに相当**します。ただ、甘い物が嫌いな人も、好きな人と同様のプラークの程度でした。これは興味深い結果です。甘い物はなるべく新鮮なフルーツなどから普通量をとるべきでしょう。

男性では、明確な差は出ませんでした。揚げ物や肉類といった他の因子のインパクトのほうが大きいため、甘い物の影響が薄れてしまっているのだと考えられます。

・**魚……**肉類の影響を小さくするために、肉の好みの程度が普通以下の人で、魚の好みの程度とプラークとの関係を調べてみたところ、魚が大好きな人だけにプラークが多く溜まっていました。第3章で青魚の油でもプラークが溜まるお話をしましたが、**魚を過食すると、やはり動脈硬化は進行する**ということがわかります。

・**喫煙**……喫煙習慣が大いにある人は、ない人よりも、T－max値に2・23㎜の差が出ます。健康な人の年齢に換算すると約15年ぶん。**たばこが大好きだというだけで約15年死に近づく**ということになります。がん発生率を加えて考えると恐ろしいです。

ちなみに運動習慣について調べたところ、面白い結果が出ました。大いに運動していた人は普通の人よりもプラークが溜まっていました。これは「**運動している**」**という自信が、健康に対する油断になってしまっている**のでしょう。

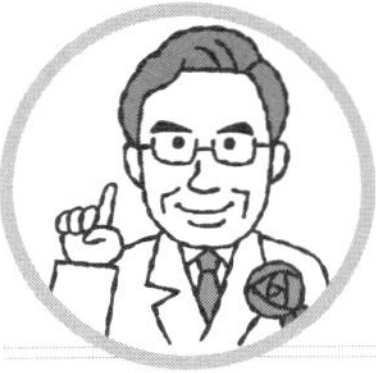

食・習慣の好みの程度と動脈硬化の進行の程度（T-max値）の関係

T-max値が10mm（70～80代の数値）に近づくほど「死」に近く、危険だと考えられる（「各年代の血管プラークの厚さの平均値」P161）。なお、各好みの程度の集団の平均年齢が同じになるように調整している。

●肉＆T-max値
（3745名・平均年齢62歳）

好みの程度	T-max値（mm）
大好き	8.21
好き	7.80
普通	7.06
嫌い	6.81

●女性 甘い物＆T-max値＆S-max値
（2258名・平均年齢63歳）

好みの程度	T-max値（mm）	S-max値（mm）
大好き	6.93	2.05
好き	6.77	1.96
普通	6.39	1.81
嫌い	6.98	1.98

●魚＆T-max値
（1516名・平均年齢64歳）

好みの程度	T-max値（mm）
大好き（368名）	7.66
好き（646名）	7.16
普通（437名）	7.17
嫌い（65名）	7.73

＊肉の好みの程度が普通以下の人たちで検討（肉による影響を除外）。「大好き」のみ有意

●揚げ物＆T-max値
（3436名・平均年齢62歳）

好みの程度	T-max値（mm）
大好き	8.86
好き	8.06
普通	6.92
嫌い	7.11

●酒類＆T-max値
（3762名・平均年齢63歳）

好みの程度	T-max値（mm）
30点以上（大好き）	9.61
20点	9.23
10点	8.42
0点	7.03

＊30点はビールなら1日1000cc、日本酒なら1日2合相当。0点は、ビールなら1日500cc未満

●男性 甘い物＆T-max値＆S-max値
（1661名・平均年齢64歳）

好みの程度	T-max値（mm）
大好き	9.37
好き	9.19
普通	9.04
嫌い	9.22

●喫煙習慣＆T-max値
（1415名・平均年齢66歳）

喫煙歴	T-max値（mm）
大いに	10.88
中程度	10.53
少し	9.79
なし	8.65

＊大いに＝1日41本以上、中程度＝1日20～40本、少し＝1日20本未満

野菜は救世主。8～13年ぶんの寿命を取り戻せる

○野菜嫌いほど、血管にプラークが溜まりやすい

　これまで食品がいかに血管プラークの量を左右するのか示してきましたが、食習慣とプラークの量の関係を調べているときに、野菜嫌いであるほどプラーク量が多いことに気づきました。食習慣点数表で、**野菜が大好きだと回答した人は、野菜が嫌いな人より、Ｔ－ｍａｘ値で１・５２㎜少なかった**のです。これは健康な人の年齢で換算すると約８～13年ぶんに相当します（Ｐ１９５）。

　そこで私は、プラークの量を増やし、寿命を縮めると考えられる食品に、野菜の好み度を重ねて分析してみました。すると野菜には失いかけている寿命を取り戻せるほどのすごいパワーがあることに気づきました。野菜は救世主です。

・**揚げ物**……揚げ物が大好きな人たちのグループでも、野菜が大好きであればプラー

クの溜まる量はかなり抑制されます。野菜パワーがもたらすT－max値の差は1・73㎜。これは健康な人の年齢で約10年ぶん。野菜を食べていれば、野菜嫌いの人よりも約10年健康寿命がのびるパワーです。

悲惨なのは、揚げ物が大好きで野菜嫌いの人たち。揚げ物の好みは普通だと回答した人たちよりT－max値が2・89㎜多く、**約20年ぶん寿命を縮めています。**

・**酒類……**酒をたくさん飲む人たちのグループで、野菜嫌いと野菜好きではT－max値で1・89㎜の差が生まれます。これは約12年ぶんに相当します。酒飲みで野菜嫌いのグループは、酒を飲まない人たちよりT－max値で3・6㎜もプラーク量が多くなります。これは**約25年ぶんの健康寿命が消滅する**量です。

・**肉・魚類……**肉や魚が大好きな人たちのグループでも、野菜が大好きならプラーク堆積量は抑制されます。肉の場合、**野菜が大好きなら約8年ぶん（T－max値1・29㎜）**、**魚の場合は、何と約16年ぶん（T－max値2・64㎜）も寿命が変わります。**

・**甘い物……**甘い物が大好きで、野菜も大好きなら野菜嫌いの人たちに比べて約9年ぶん（T－max値0・98㎜）長生きできます。

・**喫煙**……非常に興味深い現象ですが、野菜パワーは喫煙によるプラークの堆積量を抑制することはできません（有意差なし）。たばこがどうして動脈硬化を進めてしまうのかと言えば、マクロファージの能力を低下させてしまうからです。恐らく野菜のほとんどは、喫煙で衰えた免疫力を高める作用は少ないのでしょう。

野菜でプラークが溜まりにくくなる五つの理由

野菜を多く食べると、なぜプラークが溜まりにくくなり、動脈硬化の進行が遅くなるのか？　次の五つの理由が考えられます。

①マクロファージの能力がアップする

一部の野菜は、マクロファージを活性化させ、**異物（プラーク）を食べる能力（貧食能）を高める効果**があります。国立研究開発法人農業・食品産業技術総合研究機構の調査で、青ネギのヌルヌル成分が、マウスにおいてマクロファージの貧食能を高めるという報告がなされています。

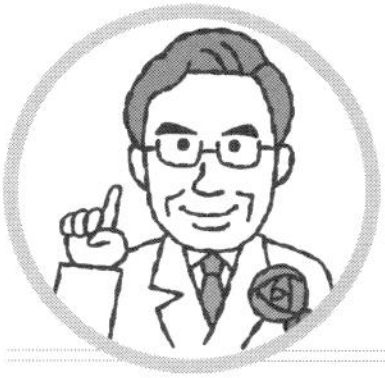

野菜の好みの程度で変わる動脈硬化の進行の程度（T-max値）

「食・習慣の好みの程度と動脈硬化の進行の程度（T-max値）の関係」（P191）を調べる過程で、野菜の好みの程度でT-max値が変わることが判明した。各食品や習慣がもたらす血管プラーク量が、野菜のパワーで変化する（各群の平均年齢は同じに調整）。

●野菜＆T-max値
（3993名・平均年齢64歳）

好みの程度	T-max値（mm）
大好き	7.37
好き	7.68
普通	8.17
嫌い	8.89

●揚げ物・野菜＆T-max値
（110名・平均年齢62歳）

好みの程度	T-max値（mm）
揚げ物：大好き 野菜：嫌い	9.81
揚げ物：大好き 野菜：大好き	8.08
揚げ物：普通	6.92

●酒類・野菜＆T-max値
（139名・平均年齢63歳）

好みの程度	T-max値（mm）
酒類：30点以上（大好き） 野菜：嫌い	10.63
酒類：30点以上（大好き） 野菜：大好き	8.74
酒類：0点	7.03

＊30点はビールなら1日1000cc、日本酒なら1日2合相当
＊0点は、ビールなら1日500cc未満

●肉・野菜＆T-max値
（327名・平均年齢63歳）

好みの程度	T-max値（mm）
肉：大好き 野菜：嫌い	8.82
肉：大好き 野菜：大好き	7.53

●魚・野菜＆T-max値
（539名・平均年齢63歳）

好みの程度	T-max値（mm）
魚：大好き 野菜：嫌い	9.97
魚：大好き 野菜：大好き	7.33

●甘い物・野菜＆T-max値
（285名・平均年齢62歳）

好みの程度	T-max値（mm）
甘い物：大好き 野菜：嫌い	8.36
甘い物：大好き 野菜：大好き	7.38

●喫煙習慣＆T-max値
（男性・148名・平均年齢63歳）

喫煙歴	T-max値（mm）
喫煙：中程度～大いに 野菜：嫌い	10.45
喫煙：中程度～大いに 野菜：大好き	9.51

＊大いに＝1日41本以上、中程度＝1日20～40本、少し＝1日20本未満。有意差なし

②野菜の消化酵素が油を分解してくれる

野菜に含まれる消化酵素・リパーゼには、食品の油脂を分解する働きがあります。脂の乗ったさんまに大根おろしを添えますが、これは大根にリパーゼが多く含まれ、消化を助ける効果があるためだと言われています。

しかし、私はこれだけの情報では納得できないので、こんな実験をしてみました。紙コップにひとつまみのごはん（白米）、小さじ1杯のオリーブ油、大根おろしをひとつまみ入れてよくかき混ぜます。30秒後に水を紙コップ3ぶんの2まで入れて、さらにかき混ぜます。比較対象には、大根おろしなしの紙コップも用意します。

直後及び2日後に水面に浮いた油滴量や、コップの縁についたオリーブ油の量を比較します。他の野菜や果物でも同じ実験をしましたが、大根おろしがダントツの結果。

水面に浮いてきたオリーブ油を3分の1に減らすことができたのです。

③植物性の化学物質（ファイトケミカル）が影響している

野菜類の微量栄養素であるファイトケミカル（植物性化学物質）が働いているのかもしれません。トマトのリコピン、かぼちゃやにんじんなどのβカロテン、ブルーベリーのアントシアニン、大豆のイソフラボン、緑茶のカテキンなどがファイトケミカル。発見されているだけで約1500種類あるとされています。ファイトケミカルは、植物が自らの身を守るための物質で、人の免疫機能を高めたり、活性酸素から血管内皮細胞などを守ったりする働きがあると考えられています。

④摂取した油が体内に吸収されずに便とともに出ていく

野菜には食物繊維がたくさん含まれています。食べ物からとった油脂は、本来腸で吸収されます。ところが**食物繊維をとることで、腸管内で食物繊維と油脂が結びつき、便とともに排出される**のです。食物繊維の多くは、繊維の束でできていたりストロー状態だったりします。その繊維の隙間や、管の内側へ微粒子の油脂滴が引き寄せられるのです。ちなみにそのスペースは、腸内細菌が多く存在する場所でもあります。

⑤腸内細菌が活性化し油を分解してくれる

ある種の酵母菌には、植物油を完全に分解する能力があります。これは私が、バラの肥料を開発する際に見つけたことです。仮説としてですが、腸内細菌にも油脂類を分解できる菌が常在していて、食物繊維内に入り込んだ超微粒子の油脂類を、脂質とそれ以外の成分（アミノ酸やビタミン類）に完全に分解していることも考えられます。消化吸収・脂質代謝のしくみを理解しようと教科書を開いても、腸内細菌による作用は無視されています。牛では、胃内の微生物が消化吸収・代謝の主役ですが、人では腸内細菌は脇役にも扱ってもらえません。

私は1000例以上のプラーク改善例を見てきて、**動脈硬化が治りやすい人と治りにくい人の差は、遺伝子ではなく腸内細菌にある**のではないかと感じています。野菜をとれば、腸内細菌の働きで油脂類の分解が進み、便とともに体外に排泄される油脂類の量が増え、マクロファージが活性化し、血管内皮細胞も健全に保たれるのです。さらに野菜を食べたぶん、その他のおかずの量は減ります。自然と油脂分をとる機会が減るのでしょう。

ただし、野菜を多く食べるだけでプラークが減るわけではありません。野菜が大好きでも、脳梗塞・心筋梗塞のリスクレベルが高い人もいます。あくまで改善のためのひとつの必要条件にすぎないことをお忘れなく。

牛乳を飲みすぎると動脈硬化が悪化しやすい

◎男女共に毎日たくさん牛乳を飲むのはダメ

牛乳を毎日飲むのは健康によさそうなイメージがあるかもしれません。ところが、動脈硬化においてはNGです。男性の場合、**牛乳を毎日400cc以上飲むと、動脈硬化が進行します**。ただし毎日コップ1杯では差が出ません。

女性の場合、飲み方の違いで特別大きな差は見られません。しかし別の検証では、毎日飲んでいる人たちと、ときどき飲んでいた人たちとでは、明らかに前者のほうがプラークは多く溜まっていました。毎日飲むのはあまりおすすめできません。

さらに女性では野菜嫌いという要素が加わると、動脈硬化は進行しやすく、骨折率が2倍にも増加します。牛乳だけ毎日飲んでも骨折率は改善せず、野菜をとることが必要だということです。**女性の骨折予防目的なら、国産の普通牛乳をときどき少量飲み、**

牛乳と動脈硬化の関係

牛乳の飲み方（成人以降）	男性 T-max値	女性 T-max値
毎日400cc以上（5年間以上）	12.04mm（11名）	6.57mm（9名）
ほとんど飲まない	9.66mm（425名）	6.88mm（663名）

＊50歳以上の男性（平均年齢66歳・1023名）、女性（平均年齢65歳・1485名）で検討。各群の平均年齢が同じになるように調整。男性では有意差あり、女性では有意差なし

野菜を多くとるようにしてください。カルシウムやコラーゲン不足には、真水でボイルした3〜4㎝程度の〝塩無添加煮干し〟を毎日10〜15ｇいただきましょう。動脈硬化と骨折の両方を予防できます。

この牛乳に関する研究から、動脈硬化の治療中であってもチーズやヨーグルト、脂質少なめのアイスクリームなどは、ときどきなら食べても差し支えないと考えています。

それから一時期、牛乳を飲むとがん発生率が上がるということが話題になりましたが、前立腺がん（54名）や大腸がん（22名）、乳がん（48名）発生との因果関係は見られませんでした。

毎日の菓子パンを止めるだけで、血管プラークは3倍以上のスピードで減る

◎味つけしていないパンでもバターをつければ悪影響

朝のパン食、とくに菓子パン類は危険です。

50歳以上の男女2626名に、パンを食べている頻度（5年間以上）について尋ね、T-max値との関連を調べてみました。すると男性の場合では、毎日のパン食とプラークの堆積量との関係はありませんでした。ところが**女性では、毎日1回以上パン食をしていたグループは、明らかに動脈硬化が進んでいました。**

ただ、男性でも**菓子パンを毎日1個食べる習慣を止めただけで、プラークが減っていった**症例もあります。バター、マーガリンなどが使われた菓子パン（一部の食パン）と、伝統的な食パン類は別のものと考えたほうがいいでしょう。

味つけしていないパン類は、毎日1回くらい食べても大きな影響はないのですが、

パン食と動脈硬化の関係

パン食していますか?（5年間以上）	男性 T-max値	女性 T-max値
ほとんどなし	9.10mm（458名）	6.94mm（407名）
ときどきあり	8.90mm（388名）	6.67mm（403名）
毎日1回以上	9.08mm（437名）	7.31mm（533名）

＊50歳以上の男性（平均年齢63歳・1283名）、女性（平均年齢65歳・1343名）で検討。各群の平均年齢が同じになるように調整

バターやマーガリン、ジャムを塗って食べていると、プラークは溜まっていきます。

女性に、パン食と動脈硬化の関係が見られたのは、恐らくこのような味つけの問題、またパンと一緒に食すサラダにかけるドレッシングのオイル、ウインナーソーセージやベーコンを使った油炒め料理、美容健康目的の植物油の摂取も考慮する必要があると思います。

4年前の血管の状態にまで戻すことができた

前述の菓子パンを止めただけでプラークが退縮した人のケースを見てみましょう。

〈ケース〉夜食の菓子パンを止めてプラーク改善

61歳のときに8か所血管エコー検査を受けた男性です。

ケース　毎日1個以上の菓子パン

61歳・男性

●2009年2月

プラークの厚さ 1.7mm

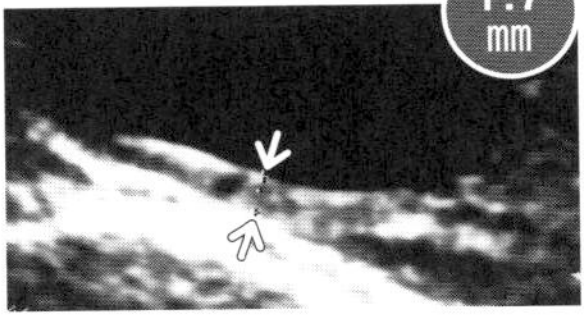

腹部大動脈

肉・甘い物を過食
毎夜食菓子パン1個

●2010年2月

3.0mm

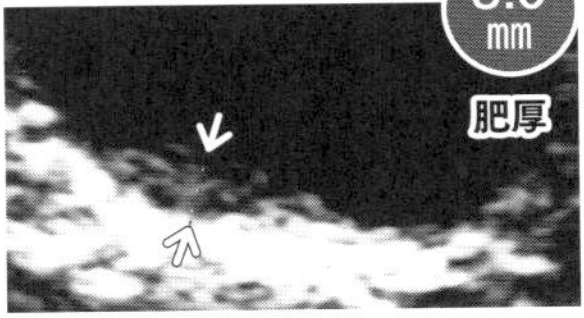

肉・甘い物を減らす！
毎夜食菓子パン1個

●2011年8月

2.4mm

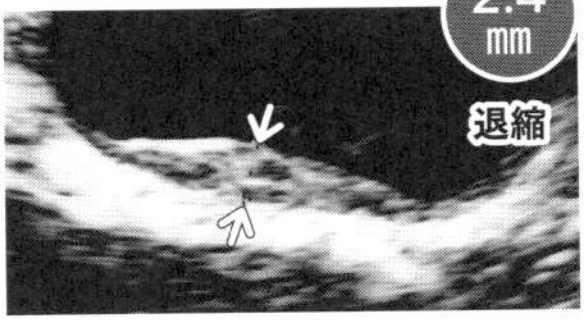

毎夜食に菓子パン1個

●2012年2月

2.4mm

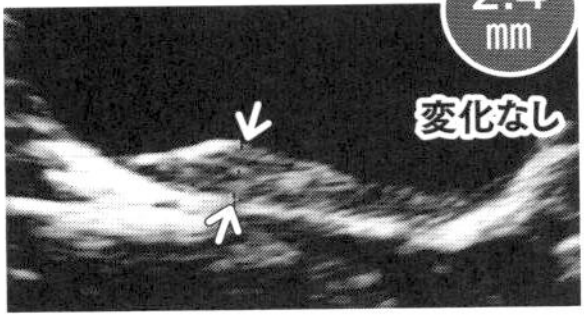

菓子パン2～3週間に1個

1年で－0.3mm

●2013年2月

2.1mm

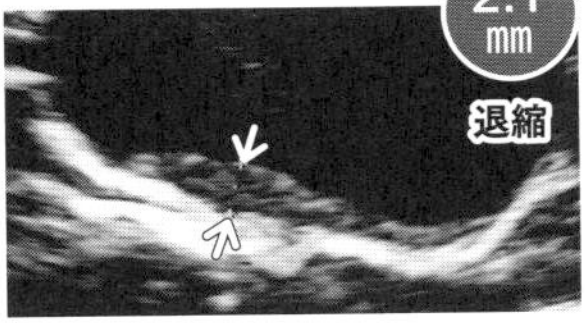

菓子パンを一切食べない

6か月で－0.5mm

●2013年8月

1.6mm

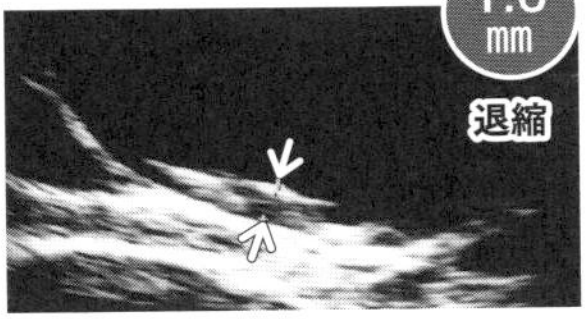

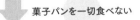

野菜の栽培農家の方で、酒やたばこもやりませんし、外食もほとんどしません。でも肉と甘い物が大好きでつい過食しがち。その結果たった1年間で腹部大動脈のプラーク量が1・7㎜から3・0㎜に、倍近くになってしまいました。

そこで食習慣の改善を始めることに。まず、好物だった霜降り肉と甘い物を減らすことにしました。するとプラークは順調に減っていきました。しかしそこからなかなか数値が下がりません。

この男性は毎日夜食に菓子パンを食べる習慣がありました。いきなり完全に止めるのは難しそうだったので、まず2〜3週間に1個まで減らしてみました。すると1年後には0・3㎜減少。これに気をよくして、菓子パンを完全に止めることができました。

結果的には半年で0・5㎜も減りました。この**プラーク退縮スピードは、それまでの3・3倍もの高スピード**です。とうとう65歳にして4年前の初診時の状態にまで戻すことができたのです。これぞバックトゥザパストです。

ちなみに8か所血管エコー検査では、腹部大動脈のプラーク量の増減は見られましたが、頸動脈のプラーク量はそれほど溜まっていませんでした。

また、コレステロール値も低く、異常は見られませんでした。

菓子パンを頻繁に食べている悪影響は、血管エコー検査で8か所調べてみたからこそわかりました。**健康診断で行われるレベルの、頸動脈エコー検査や採血データだけで安心するのは大変危険**だということが、ここでもおわかりいただけるでしょう。

動脈硬化を治すための治療食、油を断つRAP食ならプラークが減らせる

RAP食は、全ての食用油・油脂を制限した昔の田舎料理

私は長年の研究の結果、プラークの根源は食事にあるということがわかりました。そして、食事からとる油や脂を極力減らし、マクロファージの働きを薬などで封じ込めず、活性化させれば、体の自浄作用でプラークは取り除かれ、血管の詰まりはなくなっていくのだと確信をもつことができました。

そこでたどり着いたのが、血管（動脈）プラークを減らすための食事療法である「RAP食（Medical diet for Regression of Arterial Plaque）」です。当院では、この食事療法を動脈硬化が認められた患者さんたちに実践していただいています。

簡単に説明するとRAP食は「全ての食用油・油脂を制限した昔の田舎料理」です。糖質制限食でも肉禁止、砂糖禁止でもありません。**禁止しているのは食用植物油、植**

物油脂、魚油、ラード、バター、マーガリン、ショートニングなどの食用油。代わりに煮野菜、蒸し野菜、生野菜たっぷり、味噌、豆乳ヨーグルト、納豆（週に1パック程度）などの発酵食品、海苔《のり》、小魚、脂身の少ない鶏肉などを使った料理を食べます。

◎無理せず続けられる範囲で禁止事項を守って

甘みに関しては、砂糖や人工甘味料を調理に使うことを制限していますが、みりんは使ってもかまいません。味噌や醤油、ポン酢、寿司飯などの砂糖添加物はOKです。ただ、寿司飯については、握りやすくするために油を添加して炊くのは止めましょう。

新鮮な果物を少量なら毎日とってもかまいませんが、甘すぎる果物を食べすぎたり、菓子類、とくに原材料として動物油脂由来の成分や植物油脂などが使用された菓子をとったりするのは避けてください。

腎不全や心不全でない限り、塩分は普通に摂取してもかまいません。

脂質は主に、魚介類や肉類、及びそれらの加工品に関して制限し、脂質量が少ない食材を適量とるように指導しています。

なお、ゆで大豆100g当たりの脂質量は9・8gもあり、大豆の脂質（植物性脂質）もプラークの原因になることが判明しました。ですから、大豆やその加工品の過食はNGです。

巻頭（P14）でも一部紹介しましたが、控えるべき食品を挙げていきます。

・**植物油**……全ての植物油を控えてください。生食はもちろん、それらを使った揚げ物、油炒め、煮物、天ぷら、揚げ豆腐、いなり寿司、油揚げや天かすも控えます。

・**フライパンに油を引いて調理する食べ物**……テフロンコーティングのフライパンなどを使い、油を使わずに調理しましょう。

・**食用油**……生の食用植物油、またはそれが添加されたドレッシングや食品。オイルをパンにつけたり、スープやドリンク類に入れたりするのもダメ。酸化していないオイルも同様です（酸化の有無はプラークに関係ありません）。

・**脂身**……肉、魚の脂身の多い種類や部位は避けます。

・**バター類**……バター、マーガリンや食用植物油、ショートニング使用の菓子・菓子パン類・パン類、その他の加工品は全て控えましょう。

・**酒類**……ビールで換算して1日350ccを週に2〜3回まで。
・**たばこ**……食品ではありませんが、喫煙は動脈硬化を強く促進させます。
・**カレールー、レトルト食品、マヨネーズ**……ルーはダメですがカレー粉はかまいません。スパゲッティなどのレトルト食品も1パック脂質10g以下の商品なら可です。市販の普通のマヨネーズはダメです。

その他の注意事項としては次の通りです。

①人工甘味料、保存料、pH調整剤などの添加物が、腸内細菌叢に悪影響を及ぼし、免疫細胞の貪食能を低下させ、プラーク悪化の原因となった事例もありますので、ご注意を。

②酸やクエン酸・レモン果汁は、薄めて摂取しても危険。健康によいと信じられている酢ですが、主成分である酢酸は低濃度でも抗菌力があり、飲むと腸内細菌叢が破壊され、プラークが悪化する事例が多く見られます。三杯酢の常用やノンオイルドレッシングの使用も要注意。

③野菜類はできるだけ食べましょう。

④紅茶、緑茶、ウーロン茶などを飲みましょう（コーヒーは1～2杯は可）。

⑤「コレステロールゼロ」とうたわれている食品は、脂質ゼロではありませんので、ご注意下さい。

⑥チーズ、蜂蜜はときどき適量とる程度ならかまいません。

⑦鉄板に食用油を薄く引いて焼いた煎餅、餅、たこ焼き、たい焼きなどはOKです。

⑧ごま和え、ふりかけのごまは可。また、とうもろこし、さつまいもときどきとってかまいませんが、毎日はNGです。

⑨**ナッツ類は週に2～3個**まで。**アボカドは脂質量が多すぎるのでNG**です。

⑩100年以上前から存在している無添加の和菓子は普通にOK。

◎ところてん、野菜のごった煮（味噌味）が特におすすめ

次に紹介するのはＲＡＰ食でとったほうがよい食品です。

・**ところてん**……推奨食品の第一位です。治療には高品質の品を水洗後、毎日２６０ｇ以上必要です。ポン酢や三杯酢の使用はＮＧです（善玉菌の保護）。

・**豆乳ヨーグルト**……１回30ccを１日置きに。牛乳製ヨーグルト（脂肪ゼロではない普通の品）30ccを１日置きにでも可（量は厳守！）。

・**味噌汁（野菜のごった煮）**……具はたまねぎなどの野菜を多めに入れて毎日。味噌の種類は問いませんが、減塩の味噌がおすすめです。

・**市販の野菜またはトマトジュース**……無果汁、無塩、無糖、無農薬がベスト。コップ半分を毎日。

・**粉末のビール酵母**……粉末を毎日小さじ１杯（朝夕食後に小さじ半量ずつ）。

・**たまご**……全卵を毎日１個（２個以上はＮＧ）。

・**海藻・海苔**……もずく、がごめ昆布、めかぶ、昆布など粘り気のある海藻類（フコ

イダンを含む)。海苔(ただし植物油添加品はNG)は毎日とりましょう。

・**脂質量の少ない魚や肉**……100g当たりの脂質量が3・5~6・0g以下の天然の魚や肉を1日200g程度。

・**野菜**……野菜は多く。煮た野菜(蒸し野菜)、または生野菜を毎食1品。たまねぎ、青ねぎ、トマト、大根おろし、きのこ類はとくに積極的にとってください。

・**果物**……普通量を摂取可(バナナはNG)。甘夏よりも酸っぱいレモン果汁などはNGです。リンゴ、柿、みかん類など、酸味の少ない皮を剝ける果物がおすすめです。

・**玄米・胚芽米・雑穀米など**……主食は白米100%を推奨(麦混は可)。農薬の関係で、無農薬栽培の農家から直接購入した品は可です。

・**納豆&大根おろし**……納豆半パック(約20g)を週1回まで。毎日とるのはダメです。大根おろしは適量で。特に食べなくても大丈夫です。

・**その他**……あさり、しじみ、漬物(発酵性)、こんにゃく、トマトケチャップなど。

70年代の長寿村の食事が理想。かつて油炒めは家庭料理ではなかった

肉、魚などのごちそうを食べる人たちは短命

私がＲＡＰ食にたどり着く過程で、もっとも感銘を受けたのが医師であり衛生学者でもあった近藤正二先生（１８９３〜１９７７）の『長寿村ニッポン紀行 食生活の秘密を探る』（女子栄養大学出版部）という本です。この本は１９７２年に発行されたものですが、近藤先生が35年間にわたり全国を行脚し、70歳以上の高齢者が多く暮らす村を中心にどんな食事をとっているのか調査した研究結果が書かれています。

そこでわかったのが次の三つの事実です。

①ごちそうを頻繁に食べる人たちは短命
②野菜を食べない人たちは短命
③大きな魚をたくさん食べる漁村の住民は短命

私は鳥肌が立ちました。動脈硬化の進行程度を示すT−max値の研究結果と一致したからです。当時8か所血管エコー検査を行い、T−max値を調べることができれば、近藤先生の疫学調査結果の正しさを検証できたでしょう。**T−max値によって、全国行脚をしなくても机の上でこれらを証明できるようになった**のです。

◎油炒めで、キッチンで調理する人の気管支も油まみれ

近藤先生が調べた長寿村では、ごちそうと呼ばれるのは主に肉や魚で、それらを多く食べる人たちは、そのぶん野菜を食べなくなる傾向が見られたそうです。肉や魚には脂質が多く含まれますから、血管プラークも厚さを増していたのでしょう。

今の家庭料理には肉、魚だけでなく、油炒めの料理が登場します。フライパンに何気なく落とす植物油やバターで調理された天ぷらや揚げ物。食べた人の動脈内は油汚れで狭くなっていくのです。それだけではありません。調理の際に、油は空気中に舞い、キッチンの壁や皿、換気扇を汚します。**調理する人の肺にも入り込み、気管支は油まみれ**になります。

2001年に発表された大規模な日本の疫学調査では、「ハム、ソーセージ、レバー、揚げ物が好きな女性は肺がんになりやすい（男性ではこの傾向は見られない）」（JACC Study）という結果が得られています。日本の肺がんの専門家は、この理由が不明だと述べていました。私に言わせれば、理由は明確です。日本では女性が調理し、男性はキッチンから離れた場所にいて、できた料理を食べるだけだからです。私は、**女性の肺がんの一部は、キッチンで揮発した食用油を頻繁に吸い込むために起こっている**のだと考えます。

2014年、中国メディアによると、中国の死因統計では肺がんが肝臓がんを抜いて悪性腫瘍の最大死因になったそうです。原因として大気汚染、喫煙の次に「厨房の油煙」を挙げています。

戦前の日本にはそもそも油を使った料理の習慣がありませんでした。そのお蔭《かげ》だと思うのですが、**戦後しばらくは認知症も稀《まれ》で、脳梗塞・心筋梗塞も少なかった**のです。

オリーブ油もエゴマ油も健康オイルは健康に逆効果

◎生物進化のプロセスに反する偏った食習慣を今すぐ止めて

オリーブ油、エゴマ油、アマニ油、グレープシードオイル、米油……このような植物油が健康オイルとして人気を集めています。オメガ（ω）3とか6とか、難しい記号の成分表示で、油が血管によいことをするかのような情報が飛び交っています。しかし動脈硬化に関する限り、これらの油でプラークが減ることはありません。

しかし、認知症予防などでもすすめられることがあります。よかれと思って真面目に毎日油をとっている人もいるでしょうが、残念ながら、健康には逆効果です。

まず「血管年齢検査」そのものがプラーク測定には役に立ちません。血管の弾力性が改善したところで、油は油です。**摂取し続けるとプラークを増加させる可能性が極めて高い**のです。脂肪酸をとりたいのであれば、わざわざ健康オイルをとらなくても、普段の食事で充分摂取できます。

生物は、自らに必要な成分を過不足なく、種や卵といったカプセル内にコンパクトに収めています。したがって、もし私たちが食べるなら種や卵や発芽直後や羽化した直後の生物をまるごと食べるのが理想です。

植物の種にはよい成分が含まれていますから、その種を少量だけ食べるのであればよいでしょう。ところが種から油だけを微粒子の状態にしてしぼりとり摂取するのは、生物進化のプロセスに反するような偏った食習慣と言わざるを得ません。

私たち人間も、生物のなかのひとつの種です。進化のプロセスに逆らった食べ方をすれば、自然淘汰され、消滅のプロセスをたどることになります。人間は他の生物と違い、40〜50代まで生きれば、子孫は残せます。でも、もしそこで親が早死にしてしまったら、子はどうなるでしょう。極めて重いハンディを背負って生き抜かなければなりません。油の過剰摂取という進化のプロセスに逆らった食習慣に偏ると、子孫まで多大な迷惑を被ることになるのでご注意ください。

食後に粉末タイプで発酵能力のあるビール酵母をとる

原始の単核細胞だから、プラークを減らす効果がある

プラークを科学的に観察していくと「あまり手を加えずバランスよく食べる」のがもっともよい方法だと感じます。「手を加えない」というのは、抽出して油にしたり、油を使って調理したりしないということです。

「バランスよく」というのは、植物由来と動物由来の食品をバランスよく食べるという意味です。野菜が体によいからといって、葉物だけを食べては体の組織を作る脂肪酸が欠乏し、血管に悪影響を与えます。野菜をとるなら、葉も根も茎も種も実もまるごととるのがいちばんよいのです。

何かを過剰にとれば、体に不具合が生じます。油脂に偏った食事をとることで動脈硬化が起こっているのです。自力でプラークを取り除くには、現代の食生活で不足し

ている未知の成分を食品から（過剰摂取ではなく）得ることが重要です。

そのためには、私たち人間を含む生物が、どのようなプロセスをたどって進化してきたのかを考える必要があります。生物進化の元をたどるのです。動植物共通の原始に近いところにある生物なら、人類の細胞や組織に必要な成分はほぼ揃《そろ》っています。

この理論にそってＲＡＰ食に最適だと判断したのが、原始の単核細胞に近いビール酵母です。酵母菌と同様の単核細胞が、植物にも動物にも（人間にも）進化していきます。**酵母菌のなかにはすでに知られているように、各種代謝に不可欠なビタミン、酵素、アミノ酸が神の手でバランスよく配合**されています。

動物へと進化した生物は、植物へ進化するために必要な成分を切り捨てています。動物は植物を食べることで、成分を補うようにプログラミングされているのでしょう。犬や猫にビール酵母を与えると、大変喜び、欲しがるようになるそうです。ビール酵母には、きっと野菜の成分の全て、生物の成分の全てが含まれているはずです。体内でそのパワーを発揮させるためにも、錠剤タイプではなく粉末を、無添加で発酵能力のある生きたビール酵母を、朝夕の食後にとるようにしてください。

豆乳ヨーグルトはプラーク処理係のマクロファージを活性化する

○花粉症が治り、肺炎予防、がん予防にも有益

ところてんと並んで、マクロファージがプラークを食べる能力（貪食能）を高めてくれるのが豆乳ヨーグルトです。T－max値と食べ物の関係を調べていくうちに、牛乳の多飲が動脈硬化を促進させる事実に気づきました（P199）。そこで牛乳に代わる飲み物を探していたところ、豆乳ヨーグルトの存在にたどり着いたのです。

豆乳ヨーグルトとは豆乳を発酵させたもので、これをRAP食とともにとり続けると、何と花粉症15名中13名（86・7％）において、その年の花粉症の症状が軽減したり、まったく症状が出なかったりしたのです。そのうちの多くの人で、花粉症がその年以降発症しなくなりました。

また「乳酸菌による大豆発酵物の免疫増強作用」の研究（蔭浦禎士ら、日本栄養・

食糧学会総会：講演要旨集、２００２）によれば、乳酸菌大豆発酵物（乳酸菌&酵母菌による）は、**免疫担当細胞のひとつである白血球マクロファージの活性化を進め、さらにマウスの実験において腫瘍が転移した部位で増殖するのを抑えた**という、有意義な報告がなされています。

動脈硬化を治す細胞もマクロファージなので、豆乳ヨーグルトを摂取すべき食品に挙げていますが、肺炎予防やがん予防、がん再発防止などの効果も期待できそうです。実際にプラークの改善だけでなく、風邪を引きにくくなったなどの声が聞かれます。

豆乳より豆乳ヨーグルトのほうが乳酸菌の菌体細胞内成分であるビタミン類、アミノ酸を多く摂取することができてお得です。なお、毎日「豆腐4分の1丁、味噌大さじ1杯」が推奨ですが、**大豆・大豆製品を過食するとプラークが明らかに悪化する**ため、これ以外はごくたまに少量に止めましょう。同じ大豆発酵物である納豆も、半パック（約20ｇ）を週1回が適量です。豆乳ヨーグルトの適量は、１日置きに30cc摂取です。

ところてん、海苔、蒸し野菜で がん細胞もプラークも減っていく

ところてんを食べないとプラークが増えた

私はもともと肝臓の専門医でしたから、肝臓がんの研究をしているときに「ところてん」のもつパワーを経験していました。ところてんは天草などの海藻類を煮溶かし、寒天質を固めた食べ物です。海藻類にはネバネバの元であるフコイダンという成分が含まれていて、これが**悪性腫瘍の発育速度を遅らせたり、サイズを小さくしたりする**のです。

当時からがんの患者さんには免疫力向上の目的で、ところてんやフコイダンを多く含むもずく、めかぶ、がごめ昆布などを食するようにすすめていました。がん細胞を退治するのはマクロファージです。２００８年にプラークが退縮する事実を突き止めた私は、**マクロファージががん細胞を食べるようにプラークも食べてくれる**はずだと

確信し、動脈硬化の患者さんにもところてんをすすめていたのです。

しかし、患者さんたちの日頃のところてんの食べ方を追跡していませんでした。プラークを溜める食べ物などの調査に大半を費やしていたからです。

毎年冬になるとプラークが悪化する症例が多かったのですが、年末から正月にかけてのごちそうのためだろうと思っていました。ところがそれまでの研究が一段落した2017年の2月頃、改めて患者さんに「摂取すべき食品」について質問すると、プラークが悪化した20〜30人は「寒かったのでところてんを食べなかった」と答えたのです。冬もところてんを食べ続けた人たちは、プラークの悪化は見られませんでした。しかもところてんを再開した人のほとんどは、プラークが再び改善していったのです。

◎ところてんと似た成分を含む海苔もおすすめ

ところてんに含まれる水溶性の食物繊維なら野菜にも含まれていますから、この特殊な現象は説明できません。**ところてんだけに含まれている、フコイダン類似の何かしらが、マクロファージの活性を高めている**のだと考えられます。

ところてんに使用される天草は、海藻のなかでも紅藻類に属し、フコイダンは含まれていません。そこで最近では同じ紅藻類で、クロレラやミドリムシなどの植物性プランクトンに近い海苔も、毎日とるようにすすめています。

当院では、甲状腺の病気（機能亢進症・低下症など）がある方にも、動脈硬化が見られる場合は、ところてんを毎日150～300g食べていただいています。でも、甲状腺機能が大きく変化することはありません（心配なら担当医に相談しながらとるようにしましょう）。

また、腎臓病でカリウム制限（野菜ジュースや生野菜の摂取制限）を受けている方、透析中の方でも、ところてんのカリウム量は100g当たり2mgと非常に少ないので安心です。

寒い季節には、大量の蒸し野菜が動脈硬化を改善

冬にところてんをとるのはどうも……という患者さんには、ところてんの代わりに蒸し野菜をすすめています。1日1500g程度の蒸し野菜を、毎日食べ続けた患者

蒸し野菜のレシピ

以下の食材を蒸したり、また根菜汁や味噌風味のスープにしたりしてとるのもおすすめ。

にんじん	1/2本	かぼちゃ	煮物サイズ3〜4切れ
大根	2.5cm程度を薄切りで	さつまいも	輪切り3〜4切れ
白菜	1〜2枚（またはキャベツ1枚）	えのきたけ	1/2束
たまねぎ	中玉1個	しめじ	1/2パック
ピーマン	1/2個	生しいたけ	少々
パプリカ	黄・赤各1/4個	エリンギ	少々

さんのプラークが、冬でもところてんを1日300g以上（さらに煮野菜、生野菜など）食べ続けた方々と同等に減った例があるのです。

48歳の女性は、RAP食の基本を守りながら、頸動脈プラークを2年間で3・52㎜から1・82㎜まで減らしました。女性が実践した蒸し野菜のメニューを紹介します。野菜の品数が多いのが特徴です。ぜひ参考にしてみてください。

なお、**冬でも洗ったところてんにたれをかけ、熱湯を注ぐと、ところてんは溶けずに温まりますのでお試しください。**

小魚、卵は超おすすめ食品。魚肉は包丁に脂がつかないものを選ぶ

◎「青魚は健康にいい」「白身魚なら脂が少ない」は迷信

RAP食に向く魚、肉かどうかは「包丁に脂がどれだけつくか？」で見分けます。例えばえびやかに、貝類などを切っても包丁に脂がつきません。蒲鉾、ちくわなどもOKです。「日本食品標準成分表2015年版（七訂）」を参考にすれば、脂質の少ない魚や肉を選ぶことができます。**週1回食べるなら、生の魚肉100g中脂質量6・0g以下のものを推奨しています。週2回以上食べるなら3・5g以下です。**

成分表を見ていて興味深かったのは魚に関するデータです。魚肉ソーセージ（7・2g）、からすがれい（11・3g）、うなぎ（19・3g）、さんま（23・6g）、まさば（16・8g）、大西洋さば（26・8g）、さば缶水煮（6・3～14・7g）、いくら（15・6g）、ぶり（17・6g）、養殖まだい（9・4g）、たちうお（20・9g）。こ

低脂質でおすすめの魚介類

生100g中 脂質量(g)	食品名(数字は脂質量)
0.5以下	0.1:かわはぎ、南まぐろ(赤身)、くらげ(塩蔵)/0.2:あんこう、おこぜ、きす、まだら、はぜ/0.3:うまづらはぎ、えい、かさご、こういか、すけとうだら、とらふぐ(養殖)、なまこ、たらばがに/0.4:きはだまぐろ、まふぐ、いせえび、ずわいがに/0.5:かつお(春)、こち、かに風味の蒲鉾
0.6以上 1.2未満	0.6:よしきりざめ、くるまえび(養殖)/0.7:とびうお、びんなが、まだこ/0.8:いいだこ、ぐち、するめいか、ほや/0.9:蒸し蒲鉾/1.0:けんさきいか、はんぺん、やりいか、焼き抜き蒲鉾、エスカルゴ
1.5以下	1.2:どじょう、めばち/1.3:さより、まがれい/1.4:かき、しじみ、きびなご、黒まぐろの赤身/1.5:うぐい
2.0以下	1.6:しらす(微乾燥)、したびらめ/1.7:いとよりだい、ゆでしゃこ、わかさぎ/1.9:しいら/2.0:しらうお、ひらめ(天然)、焼きちくわ
2.5以下	2.3:あこうだい/2.4:ちだい、あゆ(天然)/2.5:ふな
3.0以下	3.0:バラクータ
3.5以下	3.1:きだい/3.2:おきあみ/3.3:辛子明太子/3.4:あいなめ/3.5:ほたるいか、めばる
4.0以下	3.6:あまだい、いわな(養殖)/3.7:ひらめ(養殖)
4.5以下	4.1:白さけ/4.2:かんぱち、すずき、ほうぼう/4.3:やまめ(養殖)/4.4:ほっけ/4.5:紅ざけ、まあじ
5.0以下	4.8:うるめいわし、めじまぐろ、生うに/4.9:ひらまさ

低脂質でおすすめの肉類

種類	部位(数字は100g中脂質量・g)
牛肉	【輸入牛肉(赤身)】3.9:外もも/4.3:もも/4.4:サーロイン/4.6:肩/4.8:ひれ(和牛は推奨する部位なし) 【子牛肉(皮下脂肪なし)】0.9:リブロース/2.7:もも/3.6:ばら 【その他】1.3:せんまい/3.7:レバー/4.9:すじ
豚肉	【中型種】1.7:ひれ/3.5:肩
鶏肉	0.8:ささみ/1.9:むね肉(皮なし)/1.8:砂肝/4.8:もも(皮なし)
加工肉	4.0:ボンレスハム/4.2:チョップドハム/4.5:プレスハム
その他	0.4:くじら(赤身)/0.7:七面鳥(皮なし)/1.1:きじ(皮なし)/1.5:鹿(赤身)、やぎ(赤身)/2.5:馬(赤身)/3.0:鴨(皮なし)　*参考として10.3:全卵

*魚類・乾物の場合、約4分の1のグラム数がその魚の生の脂質量になる
*「日本食品標準成分表2015年版(七訂)」(http://www.mext.go.jp/a_menu/syokuhinseibun/1365295.htm)より作成

れらは脂質の量が多すぎます。

「青魚は健康によい」「白身魚なら脂が少ない」は迷信だと思ってください。脂が乗っていれば、酸化していない新鮮なものであっても動脈硬化には悪影響があります。逆にいかやたこ、明太子などはコレステロールが高いからよくない、と言われますが、脂質は少ないので普通の量なら問題ありません。

○小魚、卵は完璧な栄養バランスの食品

きびなごサイズより小さないわしやその他の小魚は全て推奨食品です。3～4㎝程度の小イワシを真水でボイルした〝塩無添加煮干し〟を10～15g（30～50匹相当：脂質0・4～0・7g：蛋白質7～10g）、毎日いただきましょう。きびなごは生100gあたりの脂質量が1・4gなので、多食してもOKです。

さらに大きな魚では筋肉の部分しか食べられませんが、小魚なら鱗も血液も腸の内容物（植物性・動物性プランクトン、海藻）も、骨や脳まで丸ごと摂取可能です。栄養バランスの完璧な動物性食品だと言えます（摂取過多はNG）。

プラークを減らすには、マクロファージやミトコンドリアの活性、血管内の酵素活性などさまざまな要素が関与しています。具体的に何が必要なのか、未知の部分もありますが、小魚にはこれらに必要な成分もまるごと含まれていると考えています。

この裏づけとなるのが生物進化学です。第3章で魚の脂質がなぜ悪いかについて説明しましたが（P143）、哺乳類は発生段階で魚類のプロセスを経ます。そう考えると、進化に必要な成分は全て魚のなかにあるのです。小魚を毎日少量食べれば、プラーク退縮に必要な未知の部分はある程度補えるでしょう。

さらに小魚は動脈硬化だけでなく高齢者の悩みである圧迫骨折、肌や脳の老化などを防止するのにも有効です。〝塩無添加煮干し（いわし）〟の毎日10〜15g摂取が最適。**頭やお腹の部分をとらずに、熱湯でふやかしていただきましょう。**

なお、同じ理屈が卵にも当てはまります。**ひよこになる1週間前は卵の状態です。ひよこをまるのみするのが難しいなら、卵を食べればいい**のです。RAP食では、全卵（10・3g）1日1個までをとるようにすすめています。ひよこの筋肉は主に卵白由来だと思われます。痩せすぎの方は卵白だけ1〜2個余分にとってもいいでしょう。

ただ、1個は全卵で食べることで、筋肉増強だけでなく脳や目にまで有効な成分や動脈硬化改善に役立つ成分も体にとり入れることができます。これは明太子などの魚卵にも当てはまります（いくらは脂質量が多いのでNG)。

◎魚の「かま」は高脂質。プラークを増やしてしまう恐れがある

脂質量が少ないかわはぎや、かれい、おこぜ、かさご類も煮つけや吸い物、刺し身まで調理法が豊富で、おすすめの食品です。皮まで残さず食べてください。

逆に気をつけたいのは脂質の量が多いかまの部分です。ぶり（17・6g）、はまち（17・2g）のかまの塩焼きや黒まぐろ（27・5g）では、実際にプラークが増えた例があります。注意しましょう。

なお肉類に関しては、基本は赤身、脂身や皮があればとって調理します。主に鶏肉のむね肉、ささみ、豚のひれ肉などがおすすめです。和牛は、一部の完全放牧牛以外は全て**脂質量が多く、動脈硬化治療中は食べないほうがよい**でしょう。牛肉をたまに食べたいなら、輸入牛のもも肉がおすすめです。

野菜はスムージーで

◎花、種、実、根、茎までバランスよく食べる

牛は草食動物で、草だけしか食べていないのに筋肉、血管、心臓が丈夫です。しかし人間が野菜しか食べないでいると、血管が破れやすくなります。これは牛には四つの胃があり、そこに棲む共生微生物が食物繊維の一種であるセルロースをブドウ糖や脂肪酸、アミノ酸に分解するためです。だから巨体にもなり、乳も出せるのです。

人間の場合はセルロースを分解できません。植物の一部だけではなく、次のように花、種、実、根、茎までバランスよく食べなければなりません。

・花……ブロッコリー
・種……雑穀、玄米、そば、おくら
・実……かぼちゃ、きゅうり、トマト、うり

・根……ごぼう、大根、にんじん、生姜
・茎……アスパラガス、たまねぎ
・葉ならレタス、ほうれんそう、キャベツ、青ねぎ

栄養学の観点ではなく、生物進化の観点から野菜をバランスよく選択しましょう。

例えば白米や小麦粉は、栄養学的には炭水化物ですが、生物学的には植物種（野菜）です。白米や小麦粉だけでは、種の内部しか食べていないことになるのです。

無農薬の生野菜を多くいただくためには、スロー回転のジューサーでスムージーを作って飲むのがおすすめです。その際は植物全体のバランスを考えながら、かつビタミンC豊富な果物なども加えるといいでしょう。自然と多くのビタミン類や消化酵素、抗酸化物質を摂取できるようになります。**コップ1杯を毎日飲むのが理想的**です（市販の野菜ジュースならコップ半分まで）。

ほかに野菜でとくに重要なのは、ねぎ類です。青ねぎのヌルヌル成分は熱に強く、味噌汁や煮込み、スープとしていただくのがおすすめ。生にんにく、生たまねぎ、生長ねぎの成分は殺菌効果があるので、腸内細菌叢に悪影響なので、生食はNGです。

発酵した〝黒にんにく〟も経験上NGです。

血管壁を密に滑らかにしてくれる果物類

野菜と並んでビタミンが豊富なのが果物です。

動脈硬化になっている人がプラークを減らすには、油・脂を止めるだけでは間に合いません。プラークはマクロファージが食べてくれないと減っていきません。マクロファージを活性化させる必要があります。

同時に、これ以上の脂肪滴が血管壁内へ入り込まないようにしなければなりません。そのためには血管内皮細胞同士の隙間を密に、しっかり補強しておくことも大切です。**ビタミンCはマクロファージの貪食能を高め、コラーゲンがよりスムーズに作られるように働きます。血管内皮細胞が滑らかに連なり隙間が狭くなる**ため、超微粒子の脂肪滴が血管内膜に入り込み堆積するのを防いでくれるのです。

壊血病と呼ばれる、ビタミンC欠乏によって血管壁から血液が溢れ出す病気があります。私は、壊血病にビタミンCが効くなら、血管内皮の補強にビタミンCがよいかもしれないと考えながら、論文を探していました。

あるとき今から64年も前の論文を見つけました。そこには「ビタミンC５００㎎を毎食後に投与し、プラークの改善を10人中６人に認めた」と書かれていました（Willis GC,Light AW,Gow WS. Serial Arteriography in Atherosclerosis.Can Med Assoc J 1954;71:562-568)。ただし、当院で84例にビタミンCサプリ錠剤（５００㎎）を３～４カ月服用していただきましたが、50・０％でプラーク改善、45・２％で悪化、４・８％で不変でした。ビタミンCサプリはおすすめできません。

食べすぎは禁物ですが、食直後に小皿に載る程度の果物を毎食とるようにすれば、プラークを減らす助けになります。注意：ＲＡＰ食は常に進化しています。豆乳ヨーグルトは脂肪ゼロの商品を推奨しますが、牛乳製ヨーグルトの場合、脂肪ゼロではないものを１日置きに30㏄だけ摂取（量は厳守）を推奨しています。理由の詳細は、ホームページに記載。なお、健康によいと信じられている酢やクエン酸の頻回使用によって、プラークが悪化したと疑われる症例を多く経験しています。その理由は、両者とも殺菌効果が強く、腸内フローラへの悪影響が考えられます。

「真島消化器クリニック食習慣点数表」

がん、腎臓病、認知症、ダイエットにも！
RAP食を今すぐ始めたい人へ

私は動脈硬化を改善するため、免疫細胞であるマクロファージを活性化させ、プラークをもっとも速く減らせるようにＲＡＰ食を進化させてきました。プラークは油汚れのゴミです。プラークが減ればマクロファージにかかるストレスが減り、マクロファージはさらに活性化。潜在的な免疫力がアップします。プラークだけでなく、がん細胞までよく食べ、がんの進行を抑えてくれるはずです。

私の専門である肝臓がんでも、ＲＡＰ食をすすめていなかった時代には患者さんのがんの進行は速かったのですが、最近では進行速度が遅く、がん結節が小さくなるケースも見られます（もちろん標準的な治療を受けながらのRAP食をおすすめします）。動脈硬化、がんだけでなくアレルギー疾患や腎臓病などの治療にも食事療法として価値があります。

また、油の摂取が減るため、肥満の人がRAP食を実践すると普通体重に戻ります。逆に肥満ではない方が実践すると痩せすぎる傾向があるので注意してください。

- RAP食を実践する際に、「食習慣点数表」を記入してください（P236～237）。
- 「食習慣点数表」では現在のプラークの状態をある程度推定できます。120点以下になるように生活習慣を改めていきます。
- RAP食で痩せて心配な人は、果物を毎日かなり多めに、いも類を多めに。筋肉をつけるために豆腐半丁／日＋塩無添加煮干し10～15g／日を。白ごはんをかなり多めに、脂質が少ない肉や魚介類を多めにとりましょう。

なお、本書で紹介している研究データの詳細を、真島消化器クリニック公式HPで公開しています。http://majimaclinic22.webmedipr.jp/

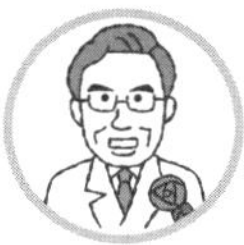

④よく食べたメニュー（外食・家庭食の回数に◯をつける。若いときから最近まで5年間以上の経験で）

牛ステーキ：週に（1回、2回、3回以上）
ハンバーグ：週に（1回、2回、3回以上）
ハンバーガー：週に（1回、2回、3回以上）
揚げパン類：週に（1回、2回、3回以上）
天ぷら料理：週に（1回、2回、3回以上）
肉しゃぶしゃぶ料理：週に（1回、2回、3回以上）
焼肉：週に（1回、2回、3回以上）
牛丼：週に（1回、2回、3回以上）
とんこつラーメン：週に（1回、2回、3回以上）
から揚げ料理：週に（1回、2回、3回以上）
もつ鍋／豚足料理：週に（1回、2回、3回以上）
とんかつ（牛かつ）：週に（1回、2回、3回以上）
各種油で炒めた料理：週に（2回、3回、4回以上）
ごまだれ他、植物油含有ドレッシング使用（野菜サラダなど）：週に（2回、3回、4回以上）

（少ないほうから順に　10点、20点、30点）　　**小計　　点**

⑤好み・習慣（今ではなく、若い頃の好み・習慣）

魚：（大好き、好き、普通、嫌い）だった……（一桁点数は上記で加算済みのため）…（2、0、0、0）点
肉：（大好き、好き、普通、嫌い）だった……（一桁点数は上記で加算済みのため）…（5、3、0、0）点
揚げ物：（大好き、好き、普通、嫌い）だった……（一桁点数は上記で加算済みのため）…（6、4、0、0）点
甘い物：（大好き、好き、普通、嫌い）だった……（一桁点数は上記で加算済みのため）…（2、2、0、30）点
野菜：（大好き、好き、普通、嫌い）だった…………（−60、−30、0、60）点
過去の運動：（大いに、少しは、普通、しない）…………（30、0、0、0）点

（得点は左から順に）　　**小計　　点**

⑥その他の習慣（植物油とは：ココナッツ油、エゴマ油、アマニ油、オリーブ油、米油、ごま油、グレープシード油など）

植物油を生で、小〜大さじで1日1杯以上（1年以上）毎日摂取していた（る）？
（いいえ、はい）……（0、40）点
コンビニ／スーパーのおにぎりor弁当を週2回以上摂取していた（る）？
（いいえ、はい）……（0、40）点

（得点は左から順に）　　**小計　　点**

⑦家族歴　本人服薬（イベント＝脳梗塞・出血、冠動脈ステント・手術）

父の脳・心血管イベント（なし、あり）……（0、30）点
母の脳・心血管の症状＆病気（なし、あり）……（0、30）点
兄弟姉妹の脳・心血管イベント（なし、あり）……（0、20）点
夫の脳・心血管イベント（なし、あり）……（0、20）点
妻の脳・心血管イベント（なし、あり）……（0、60）点
現在：高血圧の薬を服用中？（いいえ、はい）……（0、30）点
糖尿病の薬を服用中？（いいえ、はい）……（0、30）点

（得点は左から順に）　　**小計　　点**

注）野菜嫌い・甘い物嫌い・過去の運動“大いに”は高得点になる（今からの運動は必要）

総計　　点

真島消化器クリニック食習慣点数表

現在の体重 ________kg　身長 ________cm　BMI＝ ________

現在ではなく若い頃に（5年以上の期間）好きだった物に◯を、大好きだった物に◎をつけてください。

①脂肪

（　）牛肉　（　）くじら（脂肪）　（　）鶏皮　（　）ソーセージ　（　）鶏のから揚げ
（　）霜降り肉　（　）鴨肉皮　（　）サラミ　（　）とんかつ　（　）豚バラ肉
（　）ロース肉　（　）肉の脂身　（　）豚ベーコン　（　）ホルモン　（　）カルビ
（　）豚足　（　）油炒め　（　）焼きそば　（　）バターピーナッツ　（　）塩さば
（　）さば　（　）さんま　（　）刺し身：トロ　（　）揚げ物（魚肉・蒲鉾・いか・えび）
（　）からすがれい　（　）銀だら　（　）いくら　（　）ぶり・はまち
（　）中～大いわし　（　）カップ麺（フライ麺）　（　）ハンバーグ
（　）ポテトチップス　（　）揚げ煎餅　（　）揚げ豆腐　（　）天ぷら

（◯＝3点　◎＝30点）and（◯or ◎の合計個数が9個以上なら60点加算）　小計　　　点

②油脂＆糖分

（　）ケーキ類　（　）チョコ　（　）黒砂糖　（　）フルーツゼリー　（　）クッキー
（　）シュークリーム　（　）菓子パン　（　）パン＆ジャム
（　）パン＆マーガリン／バター　（　）あんぱん　（　）ドーナッツ　（　）メロンパン
（　）おはぎ　（　）まんじゅう　（　）キャラメル・飴　（　）ようかん　（　）甘煮
（　）アイス　（　）水飴　（　）干し柿　（　）蜂蜜

（◯＝3点　◎＝30点）and（◯or ◎の合計個数が6個以上なら30点加算）　小計　　　点

③その他の食品（過去のある時期：5年以上の習慣だったもの）

〈酒類〉日本酒：1日（1～1.5合、2～2.5合、3合以上）
ビール：1日（500～850cc、1000～1850cc、2000cc以上）
ワイン※ワイングラス1杯＝125ccとして：1日（グラス1.2～2杯、3～4杯、5杯以上）
焼酎／ウイスキー水割り：1日（2～3杯、4～5杯、6杯以上）

（少ないほうから順に　10点、20点、30点）　酒類　小計　　　点

たばこ：1日（20本未満、20～40本、41本以上）
砂糖入り（缶）コーヒー：1日（カップ1杯、2杯、3杯以上）
コーラ／ジュース（糖液）：1日（コップ1杯、2杯、3杯以上）
とんこつラーメン汁：（少し飲む、半分飲む、全部飲む）
牛乳（50歳以上で）：1日（200cc未満、200～400cc、400cc以上）

（少ないほうから順に　10点、20点、30点）　小計　　　点

おわりに

『脳梗塞・心筋梗塞は予知できる』を出版してから9年も経過しましたが、動脈硬化・高血圧の医療は当時と同じままで推移しています。何もしなければ、この後40年を経過しても「動脈硬化は〝動脈硬化の危険因子〟が原因」という過去の発想から抜け出せず、同じ道を歩んでいることでしょう。

しかし、私は、動脈硬化メカニズムの新理論や8か所血管エコー検査によるT－max の発明、摂取食品によるプラーク増減の観察、「RAP食」の提案を羅針盤として進化を続け、やっと動脈硬化ジャングルからの抜け道を見つけ出しました。そしてついに石灰化したプラークまで治せるステージに到達したのです。

8か所血管エコー検査を行うと診察に時間もかかり、収入にもなりません。膨大なデータを集計、分析、検討するには多大な時間と労力を要します。それでも研究を続けてこられたのは、動脈硬化を改善すれば身近な症状から突然死を招く病気まで多くの病気を治せるからです。

私の理論を用いれば、誰もが、動脈硬化改善への新たな道を進もうと決断したそのときから、何も症状がなく健康だった頃へと確実に若返ることができます。プラークは自分ではわかりませんが、自分でしか治せません。

本書を読み終えたら一息ついてみてください。今までの健康本とはまったく違う感覚を抱くに違いありません。着地点が見えた証拠であり、未来空間へワープした証拠です。まるで自分が雲の上にいるような気持ちになることでしょう。多くの知人友人が、地上の間違った場所で安心の笑顔を浮かべ生活しながら、実際には暗い未来へ進んでいる様子に気づくはずです。真実を教えようと声をかけても、彼らには雑音にしか聞こえないかもしれません。振り向いて、こちらの世界に気づいてくれればよいのですが……。どんなに病状が進んでいても、真実に気づいた時点からＲＡＰ食へと進路変更するなら、遅すぎるということはまったくありません。

この本に、全ての人の未来への希望を託して。

父の命日に

〈著者プロフィール〉
真島康雄（まじま・やすお）
1950年長崎県生まれ。医学博士。久留米大学医学部卒。85年肝腫瘍細径生検針Majima needleを開発。93年台湾に肝がんの診断と治療の技術指導に招聘され、その功績に衛生局局長より「華陀再世」の書を拝受。インターナショナル消化器外科学会（仏）でシンポジストとして講演、日本超音波医学会の地方会を主催するなど、幅広く活動。2008年には、医師ならではの観察眼と柔軟な発想をもとにバラの完全無農薬栽培を実践し、バラ栽培の常識を覆した本『バラ界のファーブル先生 Dr.真島康雄のバラの診察室』（ベネッセコーポレーション）を、2009年には血管エコー検査によって明らかにされた内容をまとめた『脳梗塞・心筋梗塞は予知できる』（幻冬舎）を上梓。現在、真島消化器クリニック（福岡県久留米市）の院長。

脳梗塞・心筋梗塞・高血圧は油が原因
動脈硬化は自分で治せる

2018年4月20日　第1刷発行
2025年5月30日　第7刷発行

著　者　真島康雄
発行人　見城 徹
編集人　福島広司

GENTOSHA

発行所　株式会社 幻冬舎
〒151-0051　東京都渋谷区千駄ヶ谷4-9-7
電話　03(5411)6211(編集)
03(5411)6222(営業)
公式HP：https://www.gentosha.co.jp/

印刷・製本所　TOPPANクロレ株式会社

検印廃止

ISBN978-4-344-03286-6　C0095

この本に関するご意見・ご感想は、
下記アンケートフォームからお寄せください。
https://www.gentosha.co.jp/e/